中公新書
ラクレ
300

茂木健一郎

脳はもっとあそんでくれる

中央公論新社

まえがき

相変わらず、一般の人々の脳に対する関心は高い。脳の研究をしている私のもとにも、様々な質問が寄せられる。しかも、問いのポイントが、近頃では随分と的確かつ高度なものとなってきた。脳についての世間の「リテラシー」が高まってきているのだろう。

脳への関心が高まっているのは、それだけ流動的な社会になっていることを示している。よい学校を出たらそれで安泰、という時代は終わった。「頭がいい」といっても、単にテストの成績がよいだけでは済まないことを誰もが知っている。時代が求めているのは、創造性やコミュニケーション力といった、学校ではなかなか教えてくれない脳の働きなのだと、日々痛感させられる。しかし、どうしたらそのような脳の働きを育むことができるのか、どのように脳を取り扱えばよいのか、それが一向にわからないのである。

そもそも、先に何が起こるかなど完全にわかり得ないのが、生きるということである。ある程度の規則はあっても、予想できない側面は必ず残る。規則性と不規則性が入り交じったこの状態を、私たちは「偶有性」と呼ぶ。そして人間の脳は、生きる上で避けることができない偶有性に対して、前向きに取り組むことを一番の得意としている。

偶有性に向き合う際、もっとも有効な方法は「あそぶ」ことである。あそぶといっても、子どもたちの間で近頃流行《はや》りのコンピュータ・ゲームをすればいい、という意味ではない。脳が本来持っている潜在能力を引き出すあそびとはすなわち、特定の目的を持たないことである。できるだけ短い時間に課題を達成するといった「効率」を、とりあえずは忘れてしまうことである。

ただ、身体を目いっぱい使い、感覚を研ぎ澄ませて、脳を働かせることの喜びに没入すればよい。子どもの頃、何もかも忘れて夢中になってあそび、いつの間にか日が暮れてあたりが真っ暗になってしまった……あのような時間の流れの中に、最上の「あそぶ喜び」があるのである。

◇

なぜ、脳にとってあそぶことが大切なのか？

それは、あそびの中にはもっとも良質な「学び」の機会があるからである。目的を効率よく達成するというだけでは、脳の潜在能力を活かすことはできない。むしろ、何のためにそんなことをするのかわからないような、一見無為なことに没入することが、結果としては大いなる学びにつながることが多い。

数学者は、ただ式や記号を無心でいじっている時に、最大の発見をする。画家は、心を空にしてキャンバスに向き合うことで、傑作を描く。ビジネスマンは、カクテルを傾けながら時を忘れて饒舌に語り合う中で、新しい事業のアイデアを思いつく。小説家は、何の目的もなく散歩をするその道すがら、物語を構想する。

脳の潜在能力を発揮するためには、現代人はもっとあそんだ方がいい。成果主義とか効率主義が、現代人の脳をずいぶん窮屈な場所に追い込んでしまっている。リラックスして、目の前の出来事をいきいきと楽しめば、脳は思いもかけぬ広い世界を見せてくれる。

◇

脳はもっとあそんでくれる。私たちの一度限りの生を、脳はそのたくらみに満ちた生命力で支えてくれる。私自身も、自分の脳とあそぼうとあれこれ試みているうちに、様々なことを考えた。本書は、その一つの記録である。

脳とあそびながら世界を眺めてみると、いろいろなことが目に入ってくる。

生きることは楽しい。脳を使うことは喜びに満ちている。本書が、読者が自分の脳とあそぶためのヒントとなったら、望外の幸せである。

目次

第五章　日本の普遍性を考える 159

第六章　今の私を引き受けながら　197

イラスト／茂木ユーカリ
本文DTP／市川真樹子

第一章　アウェーからはじまる

本章のあそびかた

「参勤交代」の思わぬ効用

「禍福は糾《あざな》える縄のごとし」というが、人間というものは何が幸いし、何が徒《あだ》となるか本当にわからないものである。

例えば、江戸時代の「参勤交代」。

諸大名の財政基盤を脆弱にすることを狙った徳川幕府によるこの制度は、大名たちにとっては確かに迷惑であったろうが、一方で、だからこそ育まれた「恵み」もあったはずである。

江戸時代の日本の特徴は、地方に文化的な蓄積があったことで、幕末になると、知識人はむしろ地方に多かったとさえ言われる。吉田松陰の「松下村塾」が維新の志士を輩出したことは有名だが、このような多様なる地方文化が育まれる上で、「参勤交代」が果たした役割は大きいのではないか。

藩主をはじめ多くの人たちが、半分は江戸に詰め、半分は故郷で過ごす。そうすることによって、一方では中央の洗練された文明や風俗の動向に触れ、他方では各地方の独自性を育む。その絶妙なバランスの上に、江戸時代の日本の強みが発揮された。

ずっと中央にいると、どこか生命力が失われる。一方で、田舎暮らしを続けていると、独自の調子は出てくるが、大きな視野から自らを省みるということがおろそかになりがちだ。結果として参勤交代は、中央につながるという「洗練の装置」は維持したまま、それぞれの地方が独自の発達を遂げるという、「磨き上げられたユニークさ」の醸成装置となったのではないだろうか。

明治維新とともに、日本が近代化に向けて「ロケット・スタート」する。その瞠目すべき勢いの背後には、地方の各藩に蓄積された力があった。薩摩や長州だけではない。日本の各地に、可能性を秘めた文化があった。やっかいな、場合によっては足かせともなりかねない制度が持っていた、思わぬ「効用」である。

時代が変わって、今の日本が直面している状況に向き合う上でも、参勤交代の恵みについて考えることは、案外役に立ちそうである。すなわち、英語を基盤とするグローバリズムの嵐の中で、日本と日本語をどのように考えるかということについて。

英語側にひれ伏してしまっては、私たちの独自性が失われる。かといって、日本の文化に固執しているだけでは、世界の中で孤立する。今の私たちに必要なことは、世界的な規模での「参勤交代」だろう。

時には英語の世界で、「アウェー戦」を闘う。どれほど不利でも、子ども扱いされようとも、気にせずにどんどん切り込んでいく。普遍的な価値体系の中に自分を位置づけようと苦闘する。その一方で、日本独自の文化も大切にする。思いきり日本語の表現の世界に沈潜して、その時には、世界のことなど知ったことかと目を閉ざしてもかまわない。そのような「押し引き」のうちに、やがて日本の「洗練されたユニークさ」が育まれていくのではないか。

参勤交代に限らず、「面倒なこと」が案外恵みをもたらす。一見不利な戦局を意外な方向に展開させるのは、面倒なことでも嫌がらずに丹念にこなしていく精神なのである。

時には不慣れなモードで

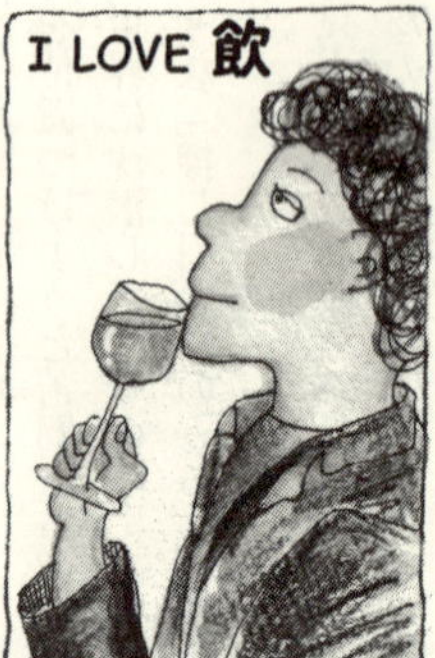

脳についての講演会などで、必ずと言ってよいほど聞かれる質問の一つに、「脳の一〇パーセントしか使っていないというのは本当ですか」というものがある。

結論から言えば、これは全くの俗説である。脳の神経細胞には、ニューロンとグリアの二種類があり、後者のほうが約一〇倍多い。電気的な信号を伝えるニューロンに対して、グリアの機能は明らかになっていなかったので、「脳細胞のほとんどは使われていない」という説が生まれたのである。

実際には、グリアは、ニューロンに栄養因子を供給したり、情報を媒介する神経伝達物質を吸収するなど、重要な役割を果たしているということがわかってきた。ニューロンもグリアも目いっぱい使われている。一〇パーセントしか使われていないということは決してないのである。

そもそも、生きものにとって、人間の脳のような組織を維持するのは大変な「贅沢」である。使っていないところがたくさんあるのならば、淘汰で消えてしまう。限られた容量の中に詰め込まれた神経細胞をフルに活用することで、私たちは生きているのである。

しかしながら、別の意味では、脳の潜在能力はほとんど使われていないと言ってもよい。脳活動には「モード」とでもいうべきものがあり、可能性がある「モード」のうち、ほとんどを使わないまま、人は一生を終えてしまうことも事実なのである。

「モード」は、脳の様々な部位の活動のオン・オフで決まる。脳のいろいろな場所の活動が上昇したり、低下したりすることによって、その時々の状況に合わせた脳活動が生まれる。

小さな子どもでさえ、状況に応じて脳活動のモードを変えることを知っている。自分のお兄さんと話す時と、妹と話す時では違う。母親に甘える時と、父親に怒られた時では全く違う脳活動になっている。見知らぬおじさんと話す時には、また違うモードになる。

興味深いのは、人生の中で稀《まれ》にしか出会わないようなモードである。例えば、日本語を完璧に喋る外国人に道を聞かれた時にしか現れないモードがある。相手が日本語を喋っているのだから、こちらも普通の日本語で喋ればよいのに、ついつい外国人っぽい口調になってしまう。

「新宿駅はですねエ、そこの角を右に曲がってエ」などと、いつもと違うリズムやイントネーションになってしまったりする。その時々に置かれた文脈に合わせて様々な領域の活動を調整する前頭葉の回路が、そのようなモードに導くのである。

ファスト・フード店で、五歳くらいの女の子が一人で買いに来たのを目撃したことがある。店員は、カウンターの向こうでいつものようにマニュアル通り話そうとして、どうやらそれではそぐわないと思ったらしい。女の子をのぞき込むように視線を低くして、「ご一緒にポテトは……いいのかなあ?」「お持ち帰りで……よろしいですか?」などと噛んで含めるように話しかけた。

小さな子が一人で来ることなど、滅多にないのだろう。そのような時にしか立ち現れない脳のモードがある。その不慣れなモードの中で女の子に懸命に接している店員の様子に、好感が持てた。

一体、脳の中には、潜在的にどれくらいのモードが眠っていることだろうか。今、脳の中に三〇の領域があり、それぞれに活動の「アップ」と「ダウン」の二通りがあるとすると、単純計算で約一〇億通りのモードがあることになる。微細なニュアンスの違いも含めて、脳の中に潜む様々なモードのうち、ごく一部しか私たちは使っていないのである。

だからこそ、いろいろな経験をしたらよいと思う。様々な可能性のうち、少しだけのモードしか知らないで人生を終えてしまうのはもったいない。自分が不慣れな状況に置かれて初めて立ち上がるモードを楽しみたいと思うのである。

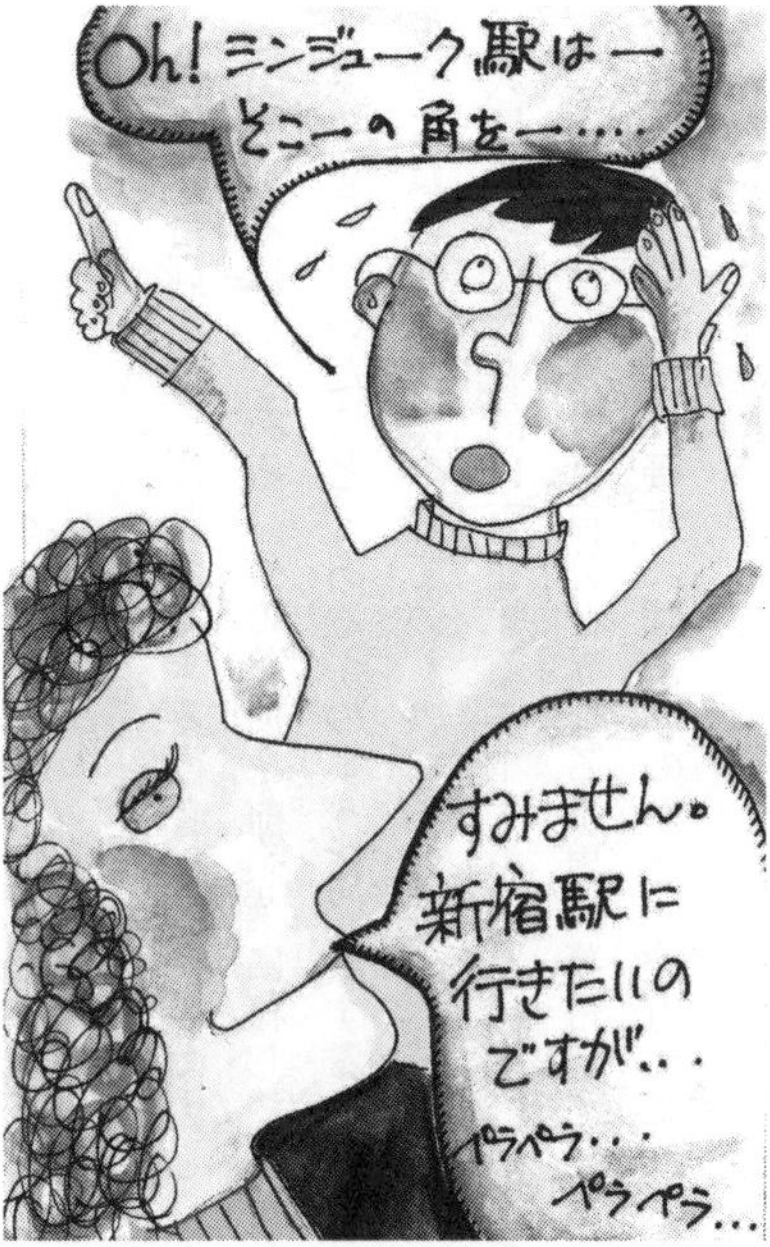
Oh! ミンジューク駅はー
どこーの角をー…
すみません。
新宿駅に
行きたいの
ですが…
ペラペラ…
ペラペラ…

テレビ番組のキャスターの仕事を始めた時に、「決まったことを自然に言う」というのは特別な脳のモードであることを実感した。勝手放題を即興で言うのは、むしろ得意である。「これだけのことを必ず言わなければならない」と、あらかじめ指定されるのが辛い。

決まったことを確実に言わなければならないのは当然として、

それを「自然に」語るというのは難しい。どうしても、記憶をたどって言っているように見えてしまう。

自然に台詞を言うことができる役者というのは大したものだと思う。記憶は側頭葉から引き出されるはずである。その記憶を前頭葉に移して保持しつつ、あたかもそれを、自分がその場で思いついたことであるかのように発話する。そのような回路を活性化するモードが、役者には自然に身についていくのであろう。

人間の中に潜在的に存在するモードを引き出す、最大のきっかけになるのは人間関係である。とりわけ、普段は自分と異なる世界に暮らしている人たちと接するのがよい。一体、この人にはどのように接すればよいのかと、途方に暮れるような関係こそが、脳の中に潜在する新しいモードを引き出す。

気心の知れ渡った仲間と話すのも楽しいことだが、時にはぎこちないコミュニケーションをするのがよい。他者の存在が、自分の脳の中に潜在するモードを引き出してくれるのである。

ホバリングの腕前

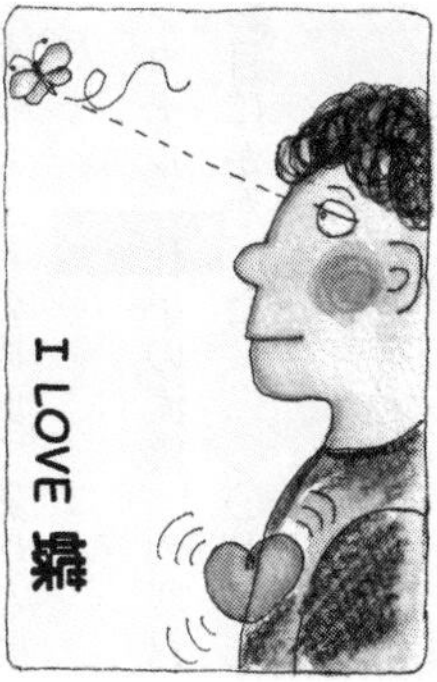

子どもの頃、「台風が来る」というと、何だかそわそわした。本当は怖いことのはずなのに、不思議に気分が高揚していた。ワクワクする、と言ってもよい気持ちがした。

台風が来たら災害に見舞われるかもしれないし、怪我をする人もいるかもしれない。胸が高鳴るというのは不謹慎なような気もするが、脳の働きからみると、実は理にかなっている。危険が近づいた時に、いたずらに怖がったり、不安に思ったりしていると、いざという時に敏捷に反応したり、的確な判断を下したりすることができないのである。

「ワクワクする」ことで、必要な時に柔軟に適応できるような脳の状態が保たれる。脳が全体として活性化し、感覚を通して入ってくる情報を過去の記憶と照らし合わせて、適切な行動の選択へと結びつけることができるような状態が生み出される。

何が起きるかわからない事態に、臨機応変に対応する。私たちの日常生活の中では、そのようなことは毎日あるわけではない。台風が直撃した時に家の窓をしっかり閉めておこうとか、交通機関の乱れに気をつけようと身を引き締める時に、太古からの進化の歴史の中で私たちの脳に育まれてきた「本能」が起動するのだ。

もともと、野生の生物の生活とは、生死を賭けるような事態の連続である。私たちの脳もまた、生きるか死ぬかの状況の中で進化してきた。自然を支配し、自分たちの身を守る文明を築き上げて以来、人類は台風が来て「ワクワクする」ような脳の機能を普段は封印している。緊急時以外で現代人の「ワクワクの本能」が活性化するのは、お祭りの御輿《みこし》の時くらいだろうか。

もっとも、世の中には、場合によっては生死にかかわるようなぎりぎりの局面で適切な判断をし、行動することを日々の業務とする人たちも存在する。

私がキャスターをつとめているNHK総合の「プロフェッショナル 仕事の流儀」の収録で、海上保安庁のヘリコプター・パイロットの森公博さんにお目にかかった（二〇〇七年九月一一日放送）。

森さんは、ヘリコプターを二〇年以上にわたって操縦してきたベテラン。海難救助の要請があるとヘリコプターを飛ばし、いち早く現場に到着する。隊員を船に降ろしたり、救助を求めている人をつり上げたりする際に、卓越した操縦の技を見せる。

海難救助のためのヘリコプター操縦で一番難しいのは、ヘリコプターを船に対して一定の位置に保つ「ホバリング」。隊員が船に降りて要救助者を引き上げて戻ってくるまで、安定したポジションを保つことが、救助を成功させるための鍵になる。

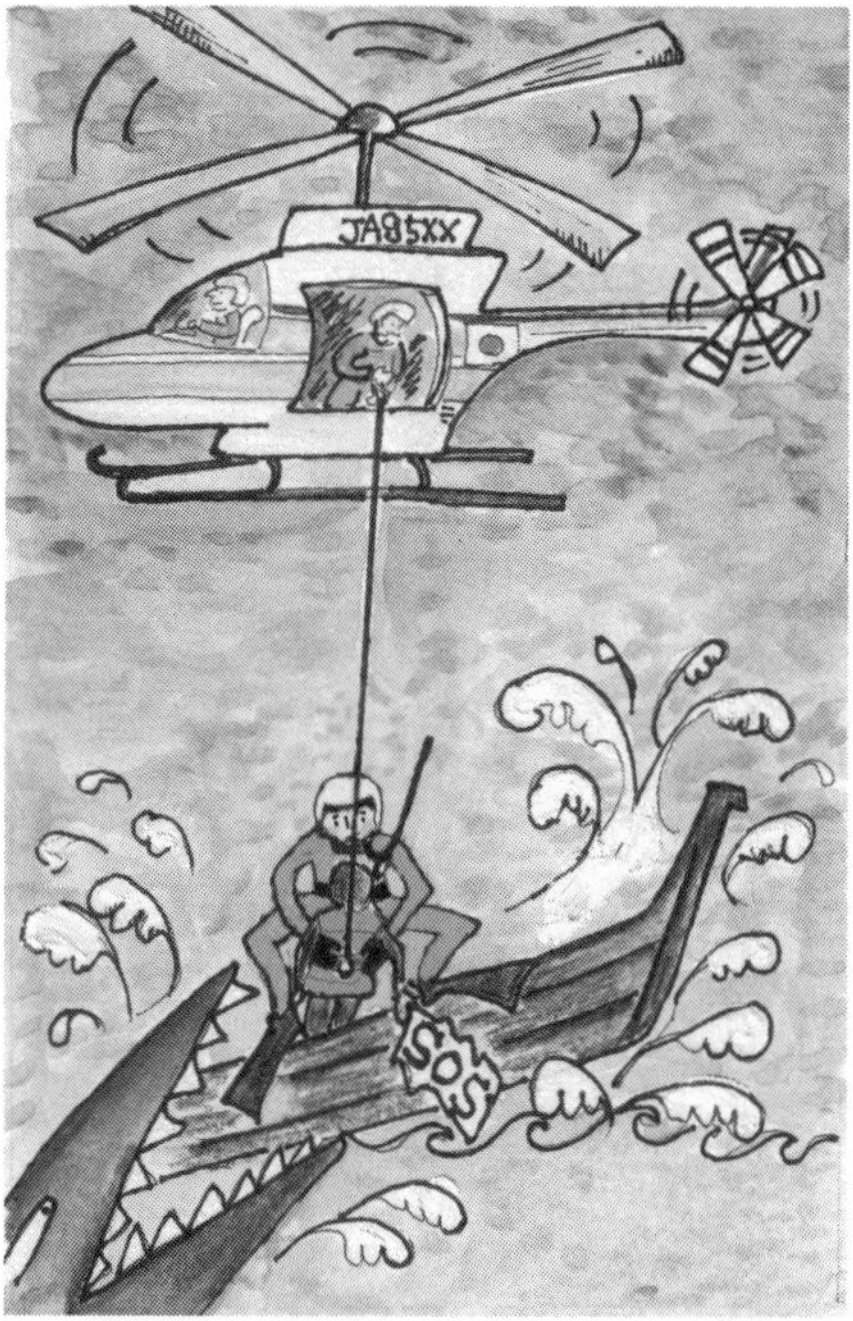

船体の一部が目で確認できなければ、安定した位置を保つのは難しいそうだ。このため、ホバリングの位置は、船首や船尾が望ましい。それ以外の位置だと、

船体が視野から隠れてしまうこともある。

もし、船の甲板の状態などの理由で、船体が見えない位置でのホバリングを余儀なくされる時には、ヘリコプターのローターの立てる波頭などを参照して、何とか同じ位置を保つのだという。

ヘリコプターは、機体が風に逆らう方向にある時にもっとも安定する。横風には弱い。しかし、海難救助が必要とされる時は、悪天候の状態が多い。暴風が一瞬のうちにその方向や強さを変える。乱気流に巻き込まれることもある。そのような際にも、臨機応変に操縦して安定したポジションを保たなければならない。そうしないと、隊員や要救助者が危険にさらされる。

操縦桿《かん》を握る手をミリ単位で動かしながら、「風の息を読む」のだと森さんは言う。一瞬たりとも気が抜けない。「同じ場所に立ち続ける」ということは、一見簡単なようでいて、実は大変な激動の中に自らをさらして、しかも動揺しないことを意味する。

「ヘリコプターの位置を動かすのは、実は簡単なのです」

と、森さんは言う。

「どんな風が吹いても、同じ位置を保ち続ける。そのほうが難しい」

森さんのお話をうかがいながら、人生もまた同じだと思った。

様々なことが起こる人生。時代の変化もある。その中で、目標を一定に保っておくことは難しい。ついつい、流されたり、方針を変えたりする。しかし、長い間一定の位置を保ち続けなければつり上げることのできない「宝物」もある。

同じ場所に居続けるためには、ただじっとしているだけでよいというわけではない。時代や人生の「風の息を読む」ことが必要になる。自分の人生という「ヘリコプター」の操縦桿を、ミリ単位で動かさなければならないこともある。

私自身にとっては、物質である脳に心がいかに宿るのかという「心脳問題」がライフワーク。その本質を見失わずに同じテーマを追い続けるためには、常に敏捷にかつ快活に反応し続けなければならないということは、経験に照らしてみてもわかる。

ヘリコプターのことを語る森さんの表情は、本当に楽しそうだった。胸をワクワクさせ、快活でいてこそ、緊急事態にも、時代の変化にも対応できる。

改革だけが、生きる証しではない。時には、同じ場所にとどまり続けることこそがかけがえのない価値を持つのである。

劣等感を糧にして

私が子どもの頃には、「一億総中流」などと言われたものだ。実際には様々な差異はあったろうが、人々は何となく「皆、大体同じものだ」というような幻想に浸ることが、当時はできた。

時は流れ、いつの間にか「勝ち組」「負け組」という言葉が流行ったり、「格差社会」が喧伝されたり、社会がどうも騒がしくなってきた。

福澤諭吉は、明治時代の「一大ベストセラー」となった『学問のすゝめ』の中で、「天は人の上に人を造らず人の下に人を造らずと言えり」と書いた。それは、確かに一つの美しい理想ではあるが、現実の世界はなかなかそうはいかない。人々はどうしても上下というものを持ち込みたがる。しかも、やっかいなことに、そのような傾向を持つのは人間だけではな

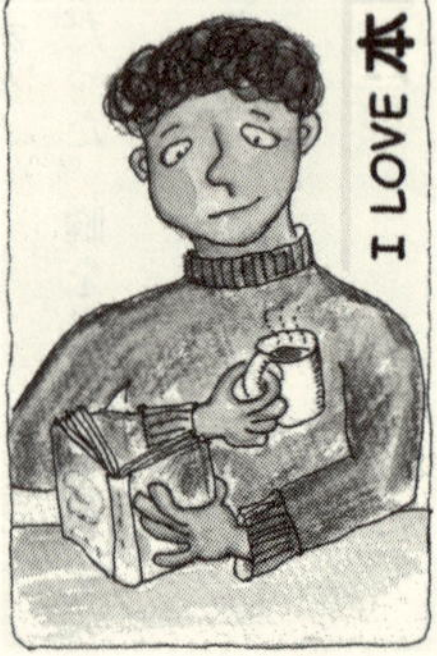

いのである。

多くの動物種では、「アルファ雄」と呼ばれる、群れを支配する個体が存在する。猿山のボス猿を見て人間の社会を連想する人も多いだろうが、それは科学的に正しい。アフリカ産の小さな魚を使った実験では、魚たちは他の個体と個体との交渉を見ているだけで、それぞれの社会的ランクを推定する能力を持つことが示された。他人の上下関係が気になって仕方がないのは、人間だけではないのである。

社会的な階層構造は、生きものたちが編みだしてきた「生存のための知恵」としての側面がある。一方、私たち人間は、本能を超えて「平等」や「人権」といった理想的価値を抱くようになった。福澤諭吉の説くような理想があるからこそ、人間は人間たり得るのである。

思えば、近代日本の出発点には劣等感があった。徳川時代の鎖国体験を経て出会った西洋の文明は、あまりにも先を行っていた。追いつき追い越せ。自らが劣っているという意識こそが、日本の近代化の原動力になったのである。

今日においても、日本人の劣等感は払拭されたとは言い難い。例えば言葉の問題がある。日本語と英語では、国際社会における通用性において、どう見ても英語のほうに分がある。日本語圏においてどれほど心を込めて素晴らしい仕事をしたとしても、それがそのまま世界で流通することにはならない。一方、英語でよい仕事をすれば放っておいても世界中の人がそれを読んでくれるし、「我が国でも翻訳したい」とオファーが殺到する。

不公平と言えば不公平であるが、それが世界の現実だから仕方がない。もともとの言語としての日本語と英語の間に優劣があるはずもないが、歴史的な偶

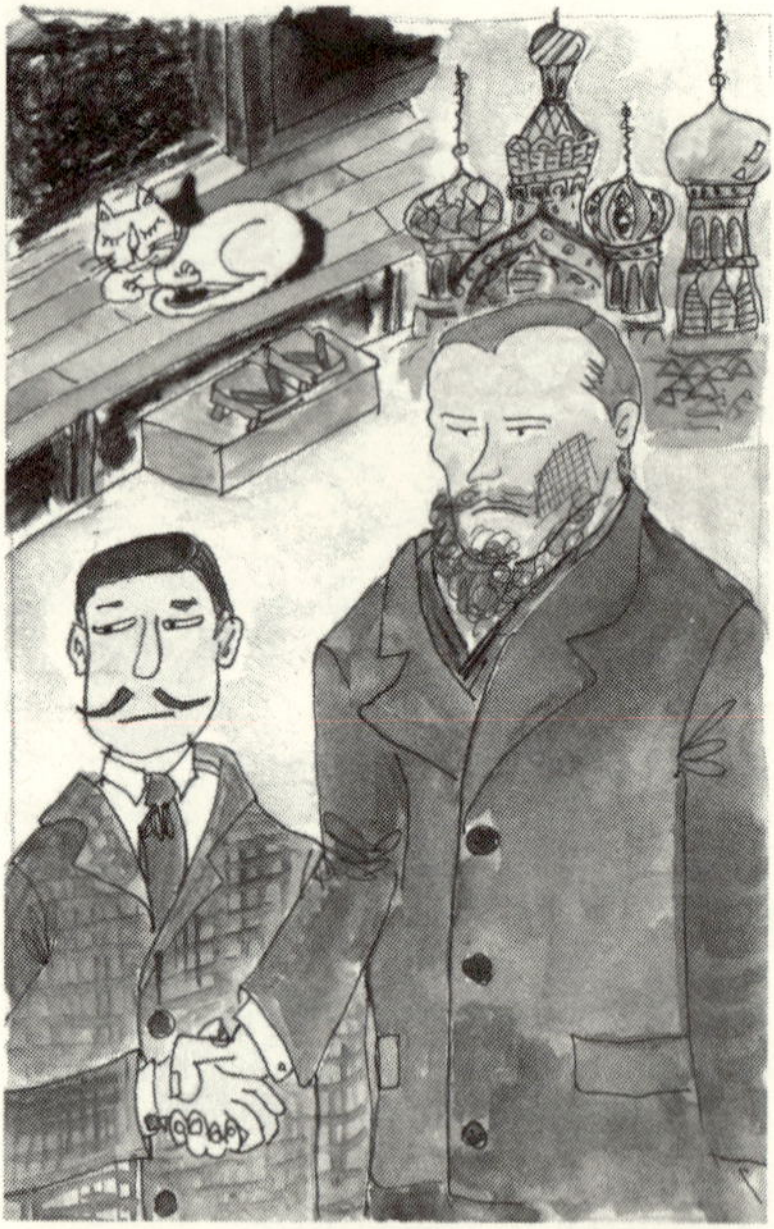

然により今日の事態になった。私たち日本語を母国語とする者は、歯を食いしばって頑張るしかない。

ところが、面白いもので、劣等感を抱く者にはそれなりのメリットもある。社会的階層をつくるのが生物界の習いとはいえ、上位に立った者はついつい油断する。優越感は、魂を弛

緩させる。「世界の様々な言語は、すべて平等だ」といくら口では言っても、英語圏の人たちはやはり油断している。そこに、劣勢に立たされている者だからこそ摑むことのできる大きなチャンスがあるのである。

今、世界的にロシア文学の評価が高い。日本でも、ドストエフスキーの『カラマーゾフの兄弟』の新訳がめざましい売れ行きを示し、トルストイなどの古典にも関心が集まっている。ロシア文学がそのような深みに達することができたのも、ひとえに「劣等感」のおかげだと私は考える。

帝政ロシア時代、貴族たちはもっぱらフランス語を用いていた。ロシア人にとって、ヨーロッパは文化の中心地であり、憧れの対象だった。そのような文化風土は、トルストイの『戦争と平和』のような作品にも読み取ることができる。

しかし、文豪たちは、ヨーロッパに憧れを抱くだけにとどまらなかった。ヨーロッパに数年間滞在したドストエフスキーは、その物質主義に対する幻滅を表明している。自分たちが劣っているという感覚を掘り下げて、そこにロシアの大地を見いだした時、ドストエフスキーは人類の歴史に永遠に残る名作を生み出すことができたのである。

優位に立つ者は、自らの存在根拠を問い直す必要がない。それに対して、劣等感を抱く者は、自分が何者なのか、魂の探究をしなければならない。支配者の考えることは、案外散文的でつまらない。

人生の挫折を知らない学歴エリートは往々にして退屈である。劣等感こそが、この世で生きるということの実感を与えてくれる。劣等感が、人間の魂を育てるのである。

日本の近代文学において偉業を成し遂げた夏目漱石が、留学した大英帝国で劣等感にさいなまれたことは、その創造性と決して無縁ではなかったはずである。

むろん、劣等感という「素材」は、料理の仕方を誤ると、すこぶる不味くなる。熱くなりすぎて焦がしてしまった劣等感ほど、やっかいなものはない。劣等感がいきすぎて、他人に対する恨みの感情や、世界に対する否定的な思いに支配されてしまっては、人生をエンジョイできない。しかし、もし自らの劣等感を恐れることなく耕すことができれば、そこには思わぬ沃野《よくや》が待っているのである。

劣等感を糧にすればよい。そう思ったら、人生は楽しくなってこないか。誰にでも、一つや二つの劣等感くらいある。ドストエフスキーや夏目漱石を参考にして、「負」を「正」に転化してしまおうではないか。

「悪魔の代理人」の必要性

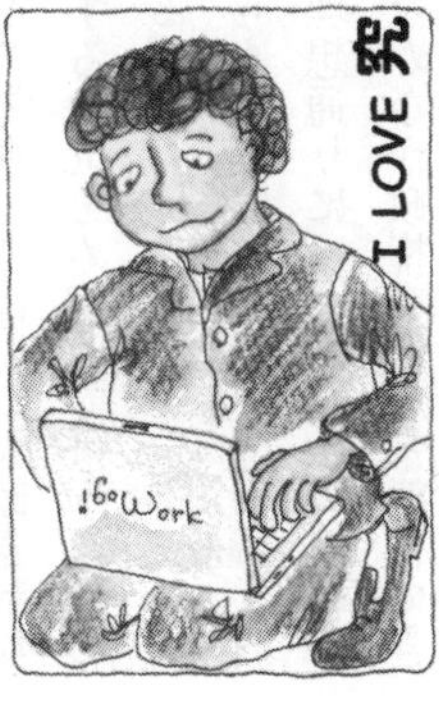

自民党の福田康夫元首相と民主党の小沢一郎代表の間の「大連立」の話し合いに驚いたことを思い出す。

当時、自民党の側から見れば、法案の成立を図るといった政権の運営の視点において、参議院で多数を占める民主党の協力を得たいというのは合理的な政策判断だったかもしれない。また、民主党の代表をつとめていた小沢氏にも、何らかの目論見《もくろみ》があったのかもしれない。

それでも、両党を合わせると衆議院及び参議院で圧倒的に優位になる「巨大与党」がもし誕生していたら、民主主義のそもそもの大前提が揺るがされるという考え方もあった。

小沢氏がこの件に関連し、民主党代表を辞任する意向を表明したことで、政界はにわかに波乱含みとなった。ここでは、人間が様々に話し合って意思決定をしていくプロセスとしての民主主義の本質とは何かということを、私なりに脳科学者の立場から、原点に還って考えてみたい。

昨今の時代の気分として、政党の間にそれほどの対立点が見いだしにくいということは確かである。国内の経済格差の是正や年金問題、国際社会における日本の位置づけなど、主要な政策テーマについて現実的に取り得る選択の幅は限られている。

そんなに政策が変わらないのだったら、「いっそ一緒にやろう」というのは、「人情」としてはわかる。しかし、一国の政治プロセスをどう設計するかという問題は、システム論に属することであって、人情の問題ではない。

もし、取り得る政策の幅が狭く、いわば「誰がやっても同じ」状態であれば、そもそも選挙などで対立することが無駄だとも思える。しかし、ほとんどの先進国では、二大政党制ないしはそれに近い形で、政権交代を実現している。国を運営する地位をめぐって争う複数の政党があって、初めて民主主義の体をなすとも言えるのである。

日本は、戦後長らく形式的には議会制民主主義を取りながらも、実際には自民党政権が続いた。形としては民主主義が整っていたが、実質においては理想通りにはいかなかったのが日本の戦後史である。私には、今回の「大連立」の動きが、なかなか政権交代を常態化できない近年の日本の宿命を引きずっているように思えた。

政党が対立する形で政策を競い、選挙で多数を占めた政党が政権をとる。その結果、一国の立法や行政上の方針が決まっていく。このような民主主義のプロセスには、そもそも、どのような実質的な意味があるのだろうか？

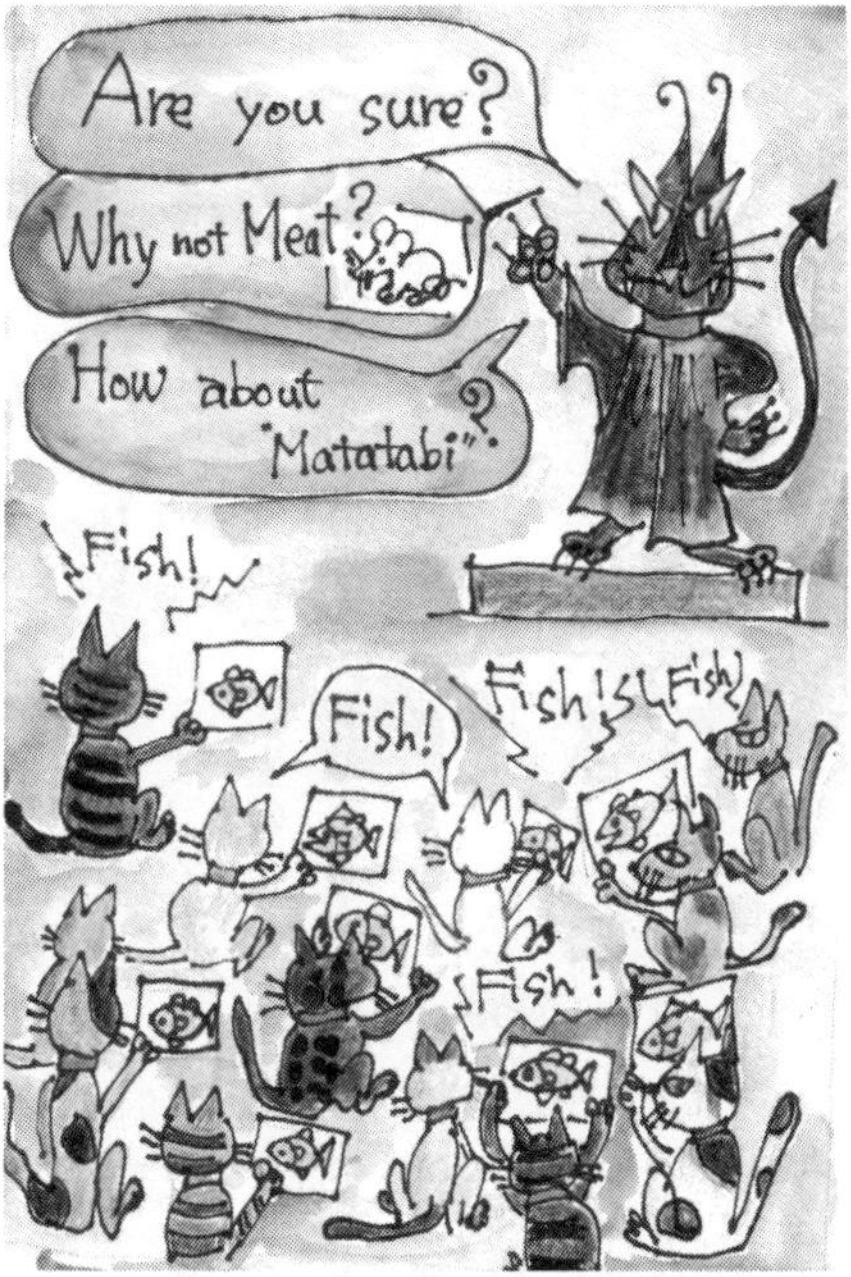

「悪魔の代理人」という言葉がある。もともとは、カトリック教会において、故人が聖人に列せられる時に本当に聖人にふさわしいかどうかを、見識に優れた人が「悪魔の代理人」として批判的に検討するという習慣に由来する。転じて現代では、ある議論の依って立つ基盤を強めるために、

わざと反対の立場から批判する人を指す。

科学者にとっては、研究の成果をよりよいものにするために、「悪魔の代理人」は欠かすことのできない存在である。例えば、学生の書いた論文を、指導教官が「悪魔の代理人」として批判的に検討する。何も、学生のことが憎かったり、つぶそうとしているのではない。むしろ、学生の研究をよりよいものにするために、あえて反対の立場を取るのである。

論文が雑誌に掲載されるプロセスでも、「査読者」が「悪魔の代理人」の立場をつとめる。これまでの研究をきちんと踏襲しているかどうか。方法論に問題はないか。データから結論を導く道筋に、無理や穴はないか。

「ライバルの論文が掲載されるのを阻止しよう」といった利己的な動機に基づくのではなく、あくまでも科学界が共有することになる情報の質を高めるために、査読制度は存在するのである。

人間の脳の特徴は何より、お互いに言葉を通してコミュニケーションを交わすことである。意見の交換を通して、人間は高度な文明を築き上げてきた。ところが、自分だけでは気付きにくいこともある。前頭葉を中心とする自我の回路は、自分自身をあたかも外部から見たように観察する「メタ認知」の働きを持つが、それでも限界がある。他者が全く異なる視点からの意見を提供することによって、私たちのメタ認知は飛躍的に拡充される。メタ認知の質を高めるための「悪魔の代理人」は、人間の文化の質を高める上で、欠かすことのできない存在なのである。

民主主義における政策決定において、「悪魔の代理人」としての野党が必要なのは、そうしないと与党がメタ認知を失って暴走するからである。日本が議会制民主主義の手本の一つとしたイギリスの「党首討論」では、両党首がそれぞれの党の議員を背に、激しい応酬を行う。喧嘩をしているわけではない。そのようにして、お互いに「悪魔の代理人」をつとめて政策の質を高めようとしているのである。

国を愛し、国民の幸福を念じ、よかれと思って政策を立案することに、与党も野党も変わりがあるはずがない。あえてそこに対立の図式を持ち込み、批判という洗礼を取り入れるのは、そうしたほうが政策の質が高まるという経験的な事実に基づくのである。

意見の対立こそが、メタ認知を拡充し、最終的な判断の質を高める。「悪魔の代理人」を、そう簡単に失ってはいけないのである。

ぎこちなく生きてみる

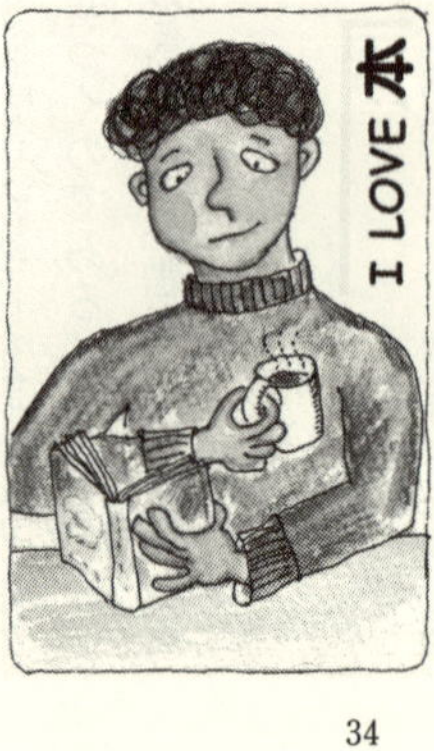

人間の脳の最大の特徴は、どれだけ学んだとしても、なおもその先に学ぶことがあるという「オープン・エンド性」にある。

これまでにない新しいものを生み出す創造性も、そのようなオープン・エンドな学習のプロセスの一環として形づくられる。「永遠の未完成」という性質を持っているからこそ、脳は創造性を持つことができるのである。

ずっと未完成であるということは、子どものままであるということである。元来、幼い頃の性質を残したままに大人になるという「ネオテニー」(幼形成熟)は人間の大きな特徴の一つである。子どものままでいるからこそ、脳は「オープン・エンド性」を保ち、学習し続けることができるのである。

大人になって、自分の知識や経験に過度に頼るようになると、新しいことを獲得することができなくなってしまう。妙に分別がつくと、脳のせっかくの「オープン・エンド性」を生かすことから離れてしまうのである。

クリエイティヴな人は、童心を忘れていない人が多い。「プロフェッショナル　仕事の流儀」のゲストにいらした絵本作家の荒井良二さんもまた、童心を忘れていない人だった（二〇〇七年一二月一一日放送）。

「児童文学のノーベル賞」と呼ばれるアストリッド・リンドグレーン記念文学賞を二〇〇五年に受賞するなど、荒井さんの作品は世界的に高く評価されている。わかりやすい意味づけを超えたところに立ち現れる詩的な跳躍に満ちたその世界の魅力は、容易には汲み尽くすことができない。

『たいようオルガン』（偕成社）では、太陽がなぜかオルガンを弾いている。その不思議な空の下を、ゾウの鼻のように長い突起を持つ小さなバス「ゾウバス」が行く。ゾウバスは橋を渡り、船に乗り、お茶を飲む。最後には、月もまたオルガンを弾く。ゾウバスは、まだまだ走る。

改めて「これはどういう意味か」と説明を求められると、言葉に窮する。しかし、その作品は抜群に面白く、魅力的である。そのことは、荒井さんの絵本を読む子どもたちの笑顔が物語る。

大人は、「これは歴史に残る名作だから」「今評判になっている作品だから」「有名な賞を受けたから」という理由で興味を持ってくれる。子どもは違う。そんなことは知ったことではなく、自分たちの興味だけを追っていく。絵本にとって、ごまかしが利かない子どもたちを惹きつけてやまないということは一つの「勲章」である。この点において、荒井さんの作品は抜群の実績を持っている。

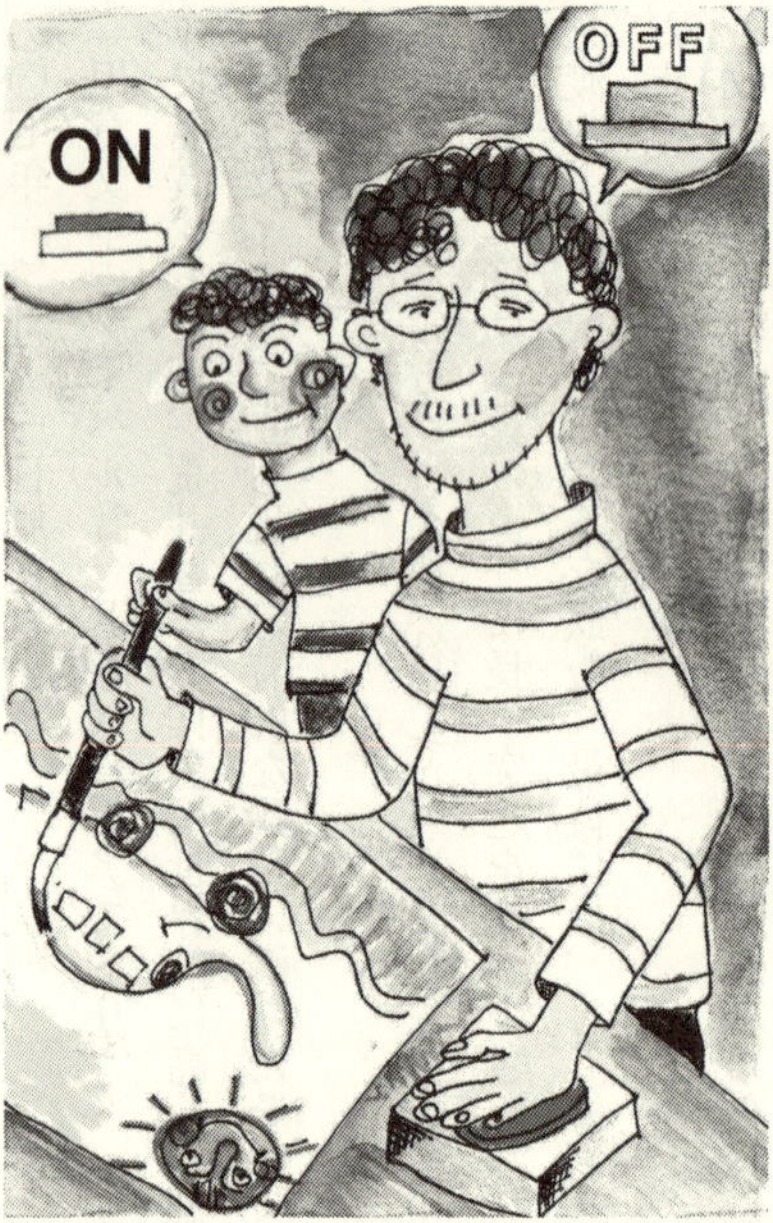

スタジオでのお話で、荒井さんは繰り返し「子どもの心を忘れてはダメだ」と言われた。絵本を描いていて、ついついわかりやすい物語にまとまってしまいそうになる自分を、「大

人が捨てられない」と嘆く。「子どもの天才スイッチ」を「オン」にしたいというのが荒井さんの口癖である。

「子どもの天才スイッチ」を「オン」にするにはどうすればよいか？

荒井さんが長年の模索の結果身につけてきた方法論は極めて興味深いものであった。荒井さんは、わざと絵を描きにくくなるような工夫をするのである。いつも机の同じ場所で描くのではなく、いろいろ変えてみる。描く姿勢も様々試してみる。描いている途中で、鉛筆が折れてしまっても、気にしない。両指でやっとつまめるような芯を使って描き続ける。

当然、思ったようには描けない。

「まん丸なんて、描こうと思っても描けないですよ。だけど、それがいいんだなあ」

話を伺って、「なるほど！」と思った。子どもにとっては、やることなすことが初めてのことだから、初々しい。ぎこちなさの中に、自由な発想の飛躍がある。

一方、慣れてしまうと、ぎこちなさが失われる。すべてが自動化していく。確かに効率はよいが、やることなすこと分別がつき、常識にとらわれた大人のそれになってしまうのである。

そこで、あえて非効率を求める。普段やっていない姿勢で描いたり、使いにくい道具を用いたりする。苦労しているうちに、すべてが初めてで新鮮だった、子どもの日の感激がよみがえる。

自由とは、すなわち、ぎこちなさの中に見いだされる何かなのである。

熟練すれば、自動化してしまう。それを避けるとは、何という叡智だろう。結果として、荒井さんの絵は、まるで子どもが描いたような、天真爛漫な絵となる。もちろん、子どもが描いた絵と全く同じわけではない。様々な経験を積み、人生の酸いも甘いも噛み分けた者でなければ到達できない自由な境地がそこに立ち現れるのである。

「ある時、サイン会をしていて、私の絵本を見た小学三年生の子どもに、おじさん、下描きは消さないとダメだよ、と言われたんですよ」

その時、荒井さんは心の中でガッツポーズをしたという。小学三年生の子どもに、下描きのような絵だと言われる。それはつまり、子どものような自由さに到達した証拠である。

子どもらしさを残すことは創造性に不可欠だ。一方、経験なしで新しいものを生み出すこともできない。脳の中に厚い経験を蓄積した大人が、いかに自由になるか。大人だけが目指すことのできる「子ども道」を極める上での大切な方法を荒井さんに学ぶ。

私たちは時々非効率に、ぎこちなくなるべきなのである。

受験生よ、根拠なき自信を持て

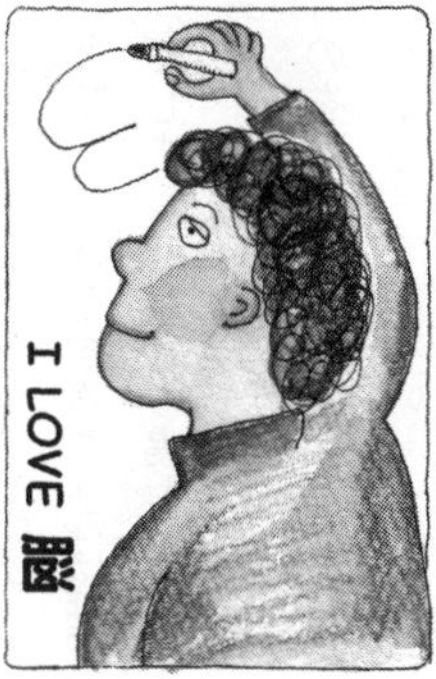

毎年、入学試験のシーズンはやってくる。小学校や中学校の入試が山を越えると、高校、大学入試が本格化する。

少子化の影響で、大学は以前よりも入りやすくなったと言われる。また、入試の形式の多様化で、従来型の入学試験を受験することなく合格の報を手にする人も増加してきているようだ。

そうはいっても、やはり人生における一つの通過儀礼であることは言うまでもない。受験生の皆さん、ぜひこれまでの努力を信じて、普段通りの気持ちで試験に臨み、大いに実力を発揮してください。

試験に合格することに越したことはないが、落ちてもがっかりすることはない。何より、

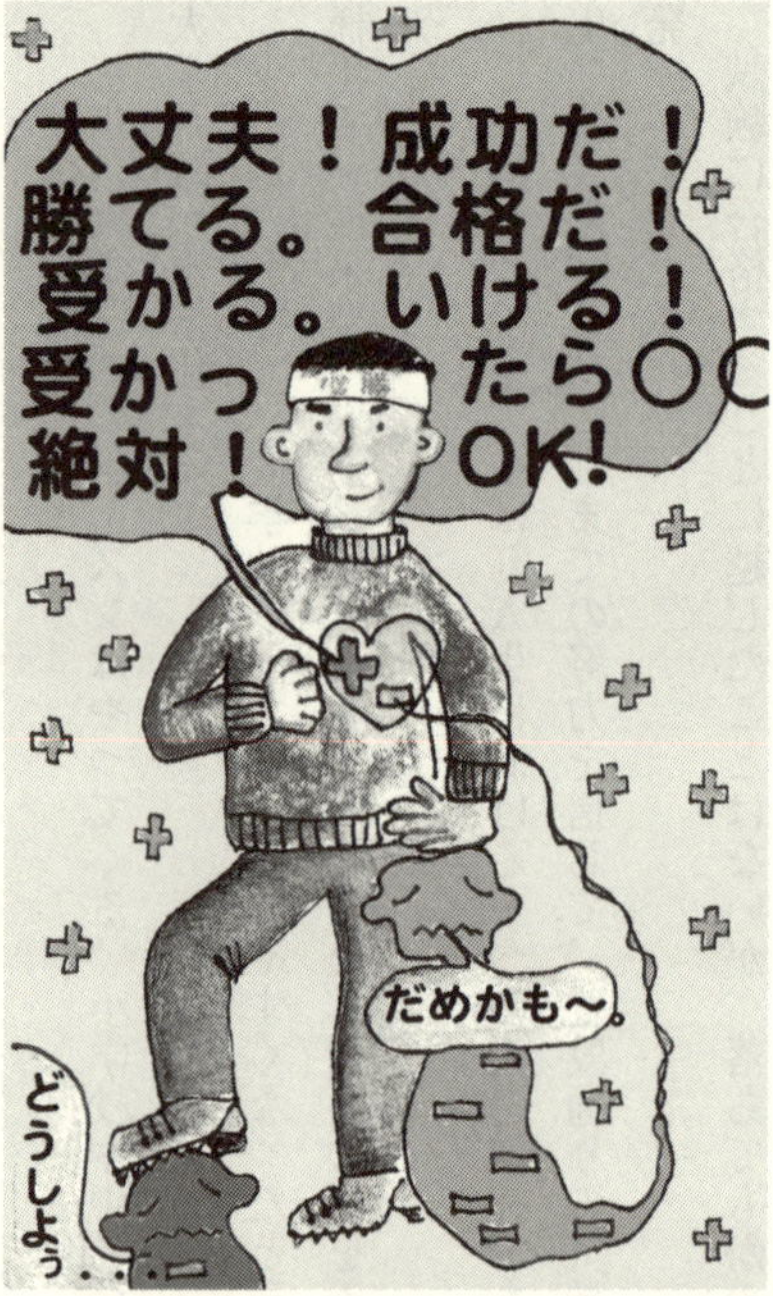
大丈夫！成功だ！
勝てる。合格だ！
受かる。いける！
受かっ　たら〇
絶対！　OK!
だめかも〜。
どうしよう…

不合格になったからといって人生が灰色に見えてしまってはもったいない。生きているうちに失敗は付きもの。たとえ、一つや二つ試験に失敗したからといって、いつまでもくよくよしていては一度だけの人生がもったいない。

ましてや、受験する前から「落ちたらどうしよう」など と暗い想像をすることは避けたい。そのことによって、思うように実力を発揮できなくなってしまう。自分の実力に不安があるとしても、あくまでも楽観的であることが大切なのである。

私自身は受験に挑んだのは遠い昔になり、試験と名の付くものを最後に受けてから随分時間が経った。しかし、私の人生が試練というものから無縁になったわけではない。

時には、「困った」とか、「もう駄目だ」と思うこともある。しかし、そんな場合でも落ち込むのは一時的で、大抵はすぐに立ち直ってしまう。「楽観的」であることこそが、自分の才能の一つだと思っている。

思い起こせば、大学院で勉強をしている時、自分の将来がどうなるかなんてことは、全く見通しがつかなかった。博士号を取得してから脳科学を研究し始めた時も、果たして将来ものになるのか、まともな生活ができるのか、確信などなかった。目端の利く人だったら、もう少し実利的な職業を選んでいただろう。

それでも、常に「根拠なき自信」のようなものがあった。時々、友人に「お前はなぜ、そんなに楽観的なんだ」と皮肉られていた。しかし、何と言われても、未来は明るいと思うことが正しいのだという直観だけは揺らぐことがなかった。

最近になり、人間の脳はそもそも楽観的にできているということが様々な研究によって明らかにされている。「根拠なき自信」は、いわば人間の本性である。大抵の人は、客観的な状況よりも自分の将来の見通しはよいと思って生きているのである。

例えば、多くの人は自分は平均余命よりも長生きすると思っている。宝くじを買えば、実際の確率よりも高い確率で一等が当たると信じている。当選の客観的確率と主観的確率の間にギャップがあるからこそ、人々は宝くじ売り場に長い行列をつくる。小説家志望の若者は、自分が芥川賞を取れる主観的確率を、客観的確率よりも高く見積もっている。サッカー少年の多くは、自分は将来、日本代表になれると夢見ている。野球少年ならば、メジャーリーガーへの希望を抱く。

一般に、自分の将来について客観的に知られている確率よりも楽観的に、きっとよいことが起こると思っているのが人間というものなのである。

将来において起こり得る「悪いこと」と「よいこと」を思い浮かべてもらうと、大抵の人は「よいこと」のほうをより鮮明にイメージする。人間は、時間に関しても楽観的である。「よいこと」のほうが、「悪いこと」よりも近い将来に起こると予想する人のほうが多いのである。

将来において「悪いこと」よりも「よいこと」のほうが先に起こると考えるのはずうずうしいようにも思われるが、人生というもののあり方を考えれば合理的でもある。人間にとって起こり得るもっとも悪いことは「死」である。人生においてどんなによいことがあっても、それは自分が死ぬ前でなければ意味がない。つまり、よいことのほうが悪いことよりも近い将来に起こるとイメージしなければ、そもそも意味がないのである。

　脳計測により、私たちの根拠のない楽観主義は、大脳辺縁系から前頭葉まで、様々な脳の部位の活動によって支えられていることがわかっている。これらの「楽観回路」の活動が盛んな人ほど、将来を明るく考える傾向が強いのである。

　逆に、「楽観回路」の活動が乱されると、鬱など、前向きに生きることを困難と感じる心理状態になりやすい。すべてを見通す「神様の視点」から見れば少々ずうずうしいとしても、楽観的であることこそが前向きに生きる力を与えてくれるのである。

　受験も同じこと。入学試験に受かるかどうかは、実力やこれまでの努力によってある程度予想できる。しかし、受験生本人は、客観的な確率よりも高い確率で合格すると「根拠なき自信」を持ってよい。むしろ、そのように将来を楽観する脳活動を立ち上げることで、前向きに試験に取り組むことができる。結果として実力を発揮することができるのである。

　楽観主義こそが、試練を乗り越える力を与えてくれる。それが、将来に不安を抱いているすべての人に向けての、脳科学の現場からのストレートなメッセージである。

弱さが強さに変わる時

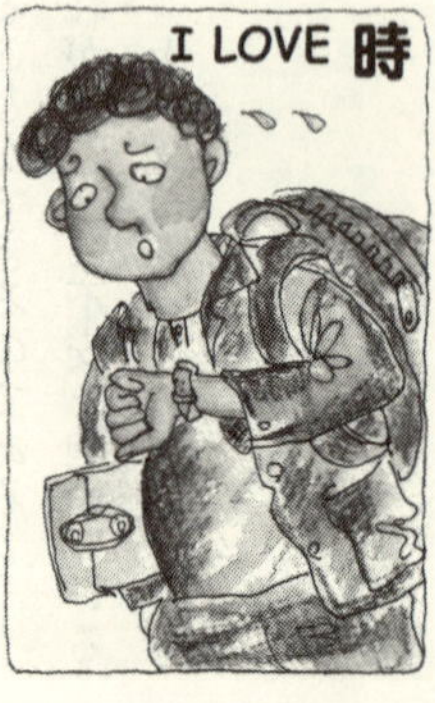

私がキャスターをさせていただいている「プロフェッショナル 仕事の流儀」の放送が始まったのは二〇〇六年のことだった。

思えば最初、私は「ゲスト」候補の一人として取材を受けたのである。大学の授業の合間、ラウンジでお話をした。帰り際、ＮＨＫのスタッフの方が、「そういえば茂木さん、番組の司会なんかは興味がありますか?」となにげなく聞かれた。

「えっ、まあ、その、あることはありますけれども」

「そうですか、ではまた。さようなら!」

後から考えると、それが「出演交渉」だったのである。正式にお話をいただき、お受けした時には、大げさに言えば「ルビコン川を渡る」ような気持ちだった。

番組の大きな魅力の一つとなっているのが、スガシカオさんが作詞作曲し、kōkua（コクア）というユニットを組んで演奏した主題歌「Progress」。冒頭、ゲストを紹介するビデオが流れる中、「Progress」の前奏が始まるとその瞬間に一つの世界観が立ち上がる。距離が近過ぎもせず、かといって遠くもなく。熱さとクールさが絶妙に入り交じったスガさんの歌詞が、「苦しくても前に進もう」という番組のメッセージを伝えてくれるのである。

私はこの歌がとても好きで、筋トレをする時などによくかけている。仕事に向かう電車の中でも、時折、携帯型音楽プレイヤーで聴いている。

それほど顔が売れているわけでもないが、私だと気付く方もいる。そんな時、「おい、茂木健一郎が地下鉄に乗っていたぞ。自分の番組の主題歌を聴いて一人で盛り上がっていたぞ」などと言われたら恥ずかしい。音量を絞って漏れないようにして聴く。すると、見慣れた車内の風景が、普段と違って見える。

「Progress」には、何度聴いても飽きない魅力がある。番組のプロデューサーやディレクターは、曲と映像を合わせるために編集室で何百回と同じフレーズを聴く。

「それでも飽きないいんですよ」

とあるスタッフの方は言う。まさに、主題歌が番組のトーンをつくっているのである。

その「Progress」をプロデュースした武部聡志さんが番組のゲストとしていらした（二〇〇八年二月一二日放送）。武部さんは、松任谷由実さん、今井美樹さんをはじめとするポップス界のトップ・アーティストたちの楽曲に携わってきた日本を代表する音楽プロデューサーである。

武部さんは楽曲の全体のイメージ、方向性を決める一方で、歌手の個性を最大限に引き出そうとする。音楽ということを離れて、一般的な仕事や生活の現場においても普遍的な意味を持つ「他人の力をどう引き出すか」という命題に取り組まれているのである。

「その歌手の弱さが最大の強さでもあり、魅力なんですよね」

と武部さんは言われる。歌い手の力を本当に引き出そうとしたら、その人の人生の喜びや挫折、コンプレックスのようなものに向き合い、寄り添うことが必要になるというのである。

その過程で、自分自身も弱さやコンプレックスをさらけ出すのだ、と武部さん。歌い手が変わると同時に、自分自身も変わる。歌手とプロデューサーがともに成長する。そのようなプロセスが、理想の音楽づくりにつながるという。

弱さを守ってあげることがやさしさだと思いがちだが、本当のやさしさとは、「弱さ」が「強さ」になるということを知っていることではないか。本当のやさしさを発揮するためには、弱さに正面から向き合わなければならない。それが、自分の弱さであっても、他人の弱さであっても。

それぞれの歌手の「歌い癖」をうまく生かしてあげることも、プロデューサーの役割だと武部さんは言う。デビューから一貫してプロデュースにかかわってきた一《ひと》青《と》窈《よう》さんの独特の歌い方を最初に高く評価したのも、武部さんであった。

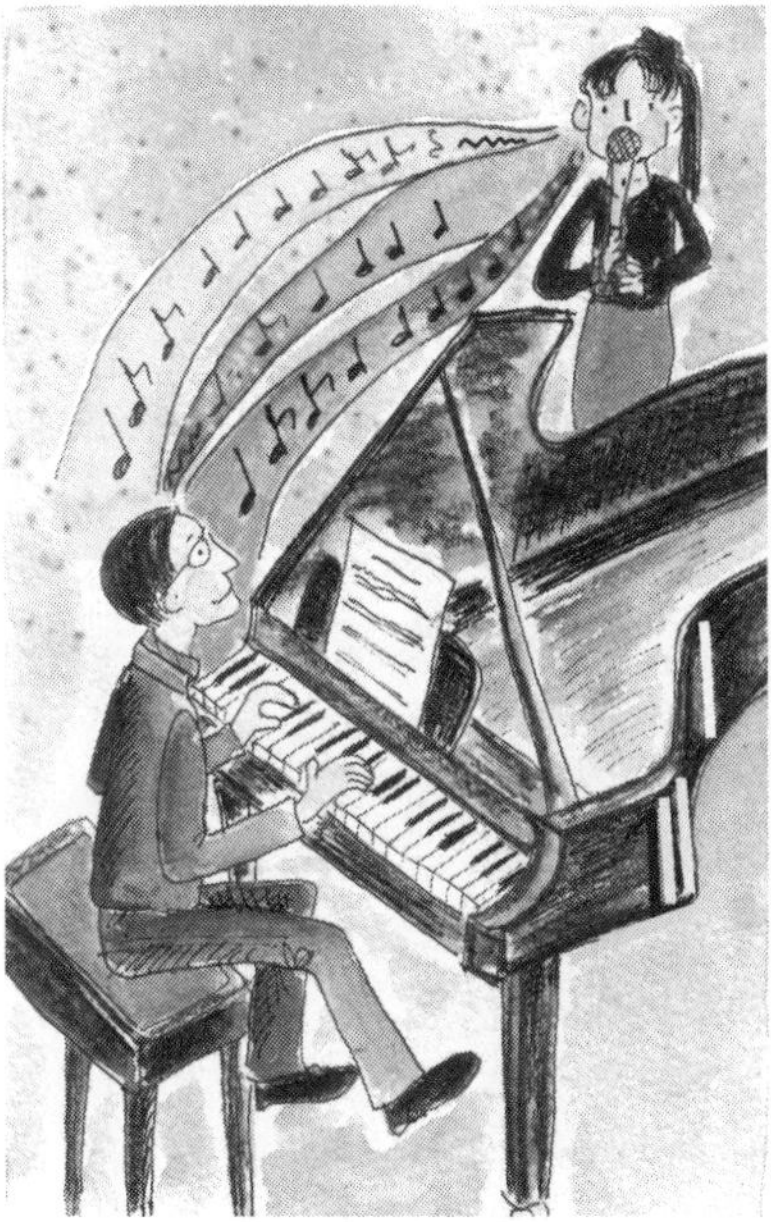

私と一緒に番組を進行している住吉美紀アナウンサーが、武部さんに歌唱のレッスンを受けた。住吉さんがマイクの前に立ち、武部さんがグランドピアノで伴奏をつける。

ワンコーラス歌った後で武部さんがアドバイスをすると、住吉さんの歌が劇的に変わった。

同じ人とは思えないほどだった。さらに驚いたのは、ピアノ伴奏までがらりと変わったことである。歌に寄り添い、心地よく歌えるように、ふわりと包み込む。

「まるで、ハンモックの上で揺られているような気持ちよさですね」

と住吉さん。

その様子を見ていて、ハッと悟ったことがあった。本当に歌がうまくなろうと思ったら、とりわけ、自分の個性ある歌い方を伸ばそうと思ったら、カラオケだけでは限界がある。カラオケは、すでに録音された伴奏が機械的に流れてくるだけである。人間のほうが、機械に合わせるだけになってしまう。目から鱗の思いだった。

武部さんのような熟練した伴奏者が歌い癖をやさしく受け止めてくれればこそ、自分の個性も伸ばすことができる。機械的なリズムを決められてしまったのでは、ユニークな資質を育む余地がない。教育全般にかかわるような一つの視点である。

弱さから逃げずに、寄り添うこと。個性をしっかり受け止めること。武部さんに、「プロデュースする」＝「育む」ための大切な流儀を教わった。

第二章　大人になっても大挑戦

本章のあそびかた

人生という名の実験室

人間の脳は壁に挑み、それを乗り越えると「ドーパミン」を出して成長する。その時、私たちは大いなる「喜び」を感じる——そのようなことを言ったり書いたりしているものだから、時折、「茂木さんが喜びを感じるのはどういう時ですか？」などと聞かれる。

振り返ってみると、もっとも喜びを感じるのは、やはり何かを発見したり、思わぬことに気付いたりする時ではないかと思う。その時、世界を見る視点を与える階段を、一歩上ったように感じる。今までよりも広い視野を得る。そして、階段を上る瞬間、一陣の爽やかな風が吹いたような思いを抱くのである。

相対性理論を構想し、人類の時間や空間の観念に革命を起こした物理学者のアルベルト・アインシュタインは、「感動するのをやめた人は、生きるのをやめたのと同じである」という言葉を残した。

ここでアインシュタインが言っているところの「感動」は、気付きや発見と深く結びついている。もちろん、生きる上で大切な価値に繰り返し立ち返り、その度に感動するということもあるであろう。しかし、より大きな感動をもたらすのは、やはり今まで気付かなかった何かに目を開かされた時である。

それは、自らの人生経験の中から摑み取られるものかもしれない。あるいは、本を読んだり、音楽を聴いたり、あるいは数式をいじったりしているうちに導かれるものかもしれない。いずれにせよ、何ものかに気付いた時、私たちは大いに心を動かされる。生きるということの隠された意味を学ぶのである。

ここで本質的な意味を持つのは生の「一回性」である。一つのことについての「目覚め」は生涯に一度しか起こらない。アインシュタイン自身も、長年探し求めた「答え」を得た瞬間のそのたった一回だけ、他とは比べようのない感動を得ることができたのである。

ところで、科学において新しい真理へと導かれるためには、「実験」が欠かせない。安楽椅子に座ってゆったりと考えているだけでは、自然はその秘密を明かしてくれない。実際に手を動かして様々な試みをして、自然がどのような「反応」をするかということを確かめなければ、解き明かすことはできないのである。

人生も同じこと。あれこれとやってみることが大切である。必ずうまくいくことばかりやっていてはいけない。時には失敗して手痛い目にあったとしても、気にせずに立ち上がってさらに前に進むことによって、私たちは次第に多くのことを学んでいく。

人生は日々実験室。少しずつやり方を変えていけばよい。例えば、駅まで行く道を時には変えてみる。コミュニケーションがうまくいかない時には、相手への声のかけ方を工夫してみる。そのようにして「実験」をすることが、考えてもみなかった新しい見地に、私たちを導く。

日々の実験がもたらす一期一会が、脳に喜びをもたらす。そのことがわかりさえすれば、あとは実行すればよい。

オーケストラ初出演の思い出

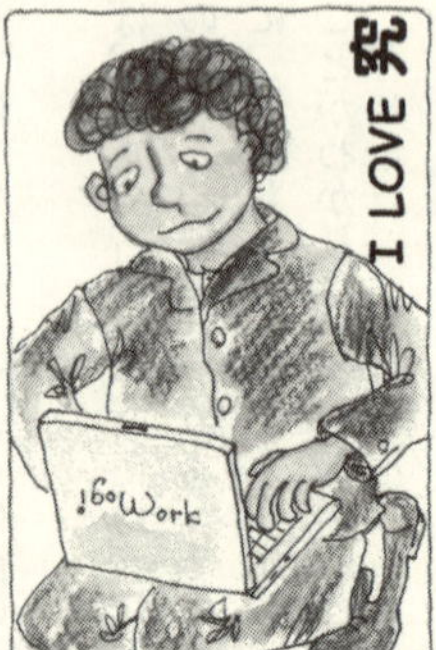

憧れの職業は人それぞれである。私が子どもの頃は、将来なりたいものといえば、男の子の場合、プロ野球の選手というのが多かった。最近はサッカー選手になりたいという子も随分多いようだ。

年齢とともに、羨望の的になる職業は変わる。私は子どもの時は昆虫が好きで、将来は生物学の研究者になりたいと思っていた。中学生くらいから、相対性理論をつくったアルベルト・アインシュタインを尊敬し、物理学者になりたいと思うようになった。その志を保ったまま、大学の物理学科に進学した。

物理学で博士号を取得した後、脳の研究を始めた。現在に至る科学者としての私の活動の背景には、子どもの頃の昆虫採集や、アインシュタインのようになりたいと思った青春時代がある。

人生というものは複雑なもので、実際に縁があったもの以外にも憧れの対象はある。大学生の頃に、密かにあんなことができたらいいなあと思っていたのは「作曲家」であった。ドイツの作曲家、ワグナーのオペラに魅せられたのがきっかけとなって、人々の心を動かす芸術作品を生み出す作曲家は凄い、あんな風になれたらいいのにと思うようになったのである。

作曲というのは難しいもので、誰でもできるわけではない。ましてや、クラシックの中でも現代の楽曲は単純なメロディーやリズムでとらえられない複雑な構造を持っている。素人が気軽に手を出せるものではない。作曲家の仕事はやりがいがある、うらやましいという思いを秘めたままに、日々は過ぎていった。

現代音楽の作曲家として活躍されている江村哲二さんから、「トランスミュージック」という催しのために共同作業をしませんかとご提案いただいたのは二〇〇六年のことだった。

江村さんは、ブザンソン国際作曲コンクールで優勝するなど、現代の日本で注目される作曲家の一人である。私の著書『脳とクオリア』(日経サイエンス社)を読んで、人間が意識の中で感じる「クオリア」(質感)に関する問題意識に共感してくださり、『地平線のクオリア』という曲もつくられた。そうした経緯があって、音楽家が異分野の人と越境して共に何

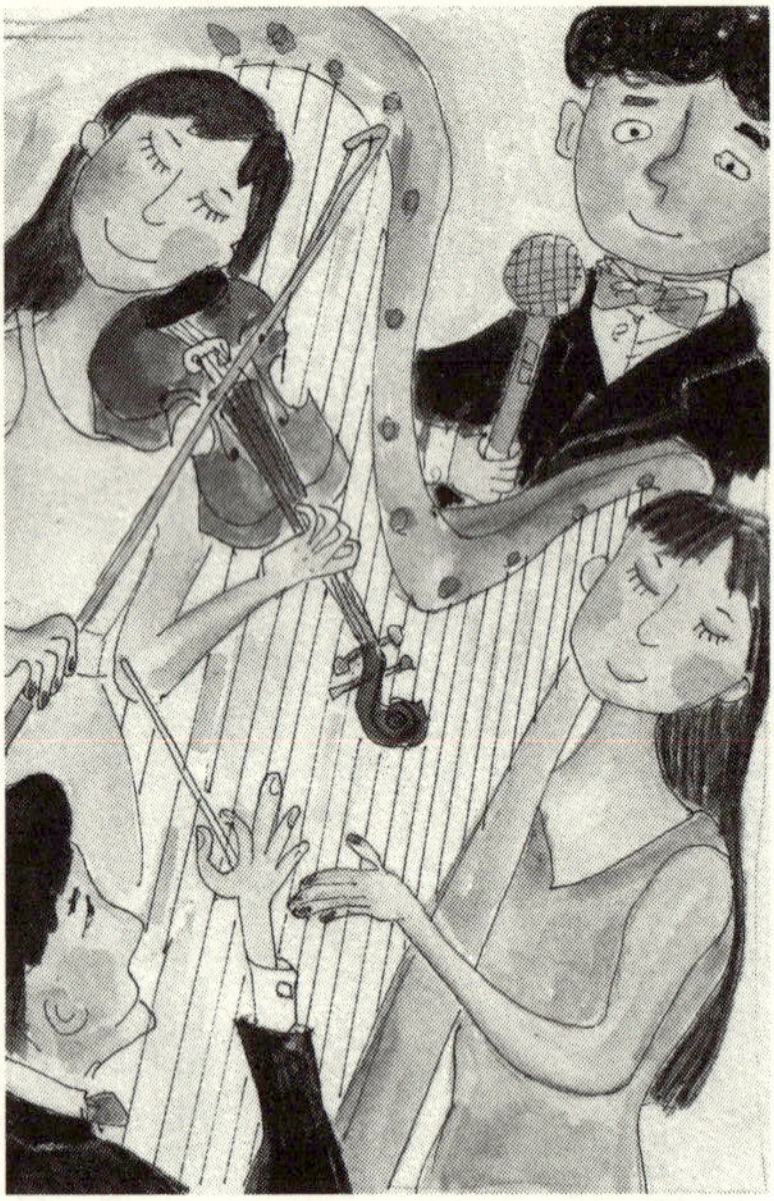

かをつくるプロジェクトのパートナーに指名してくださったのである。

青年時代から作曲家という存在に憧れを抱いていた私が、小躍りして喜んだことは言うまでもない。江村さんとの共同作業が始まった。

二人で相談した結果、私が英語で詩を書いて、その朗唱を取り入れた形で江村さんがオーケストラのための曲を書くということになった。その結果できあがったのが、『可能無限への頌詩《しょうし》』である。

「可能無限」とは、もともとは古代ギリシャの哲学者、アリストテレスの考えた概念である。「また次がある」という可能性としての無限を指す。

人間には、実際の無限（「実無限」）は把握できない。人間が思い描くことができるのは、可能無限だけである。いつかは終わる人生の中で、様々な可能性が生まれては消えていく。生きものにとっての「可能無限」の喜びと切なさを、英語の詩で表してみた。私の拙い詩に、江村さんが素晴らしい音楽をつけてくださった。

そこまではよかったのだが、そのあとが問題だった。私自身が、コンサートで江村さんの音楽に合わせて詩を朗唱しなければならなくなったのである。

自分で書いた詩ならば、それくらいできるだろうと、皆さんは思われるかもしれない。しかし、江村さんの書くつややかな美しさに充ちた音の配列は、そう簡単に「ああここがメロディーのここか」と覚えられるものではない。

リハーサルの時に、私は『可能無限への頌詩』のスコアを眺めながら、懸命に朗唱のタイミングを頭にたたき込んでいった。

「チェロが呼吸をするようにシャカシャカ、シャカシャカと弾いたら、私の番」「ハープがポロロンと鳴ったら、朗唱を始める」「ヴァイオリンの音階が上がっていって、一番高いところで音をのばしたら、声を出す」

こんなに脳を酷使したのは、受験勉強以来かもしれない。本番で失敗したら江村さんに申し訳ないと、私も必死だった。

コンサート当日。私は、スコアに書かれた作曲者の指示に従ってホールのあちらこちらを移動しながら、詩の朗唱をしていった。詞を間違えないように、出るタイミングが遅れたり早くなったりしないようにと、猛烈に集中した。

無事全曲が終わり、拍手が鳴り響いた時、何とも言えない充実感が全身を覆った。指揮の齊藤一郎さんが「音楽家の喜びがわかりましたか。茂木さんもやみつきになるかもしれませんよ」と言って、肩をたたいてくれた。

人間の脳の中には、ドーパミンという物質があり、うれしいことがあると放出される。ドーパミンが放出されると、その前に行っていた行動を支える脳の回路が強化される。このような脳の学習のメカニズムを「強化学習」という。

困難を乗り越えて成功する時、もっとも劇的な強化学習が起こる。江村さんのおかげで、私は、人格を変えるような強烈な学習というものはどういうものか、久しぶりに体験した。「とてもできない」と思えるような困難を乗り越えることが、こんなにもうれしいとは。作曲家にはなれなかったが、難しい現代曲を弾く音楽家のような強い集中を、時には体験したい。

ラスベガスは大人の学校

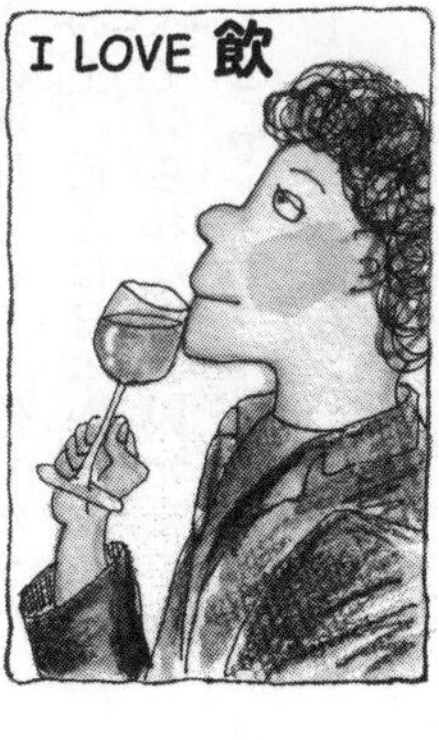

先日、米国のラスベガスを訪れた。
ラスベガスは一九〇五年に砂漠の中につくられ、現在の人口は約六〇万人。二〇世紀になってから誕生したアメリカの都市としては最大規模を誇る。
ラスベガスとくれば、何と言ってもギャンブル。一九三一年に合法化されて以来、ギャンブルを含めたエンタテインメントに観光客が惹きつけられる形で街が発展してきた。
とりわけ、「ラスベガス・ストリップ」と呼ばれる数キロメートルにわたる通り沿いには、エジプトのピラミッドをはじめ、パリのエッフェル塔、ニューヨークの超高層ビル、ベニスの運河、さらには時折「噴火する」火山までをも模した、様々な巨大ホテルが立ち並ぶ。米国連邦運輸省が選んだ、全米の優れた景観を持つ道路「オール・アメリカン・ロード」の一

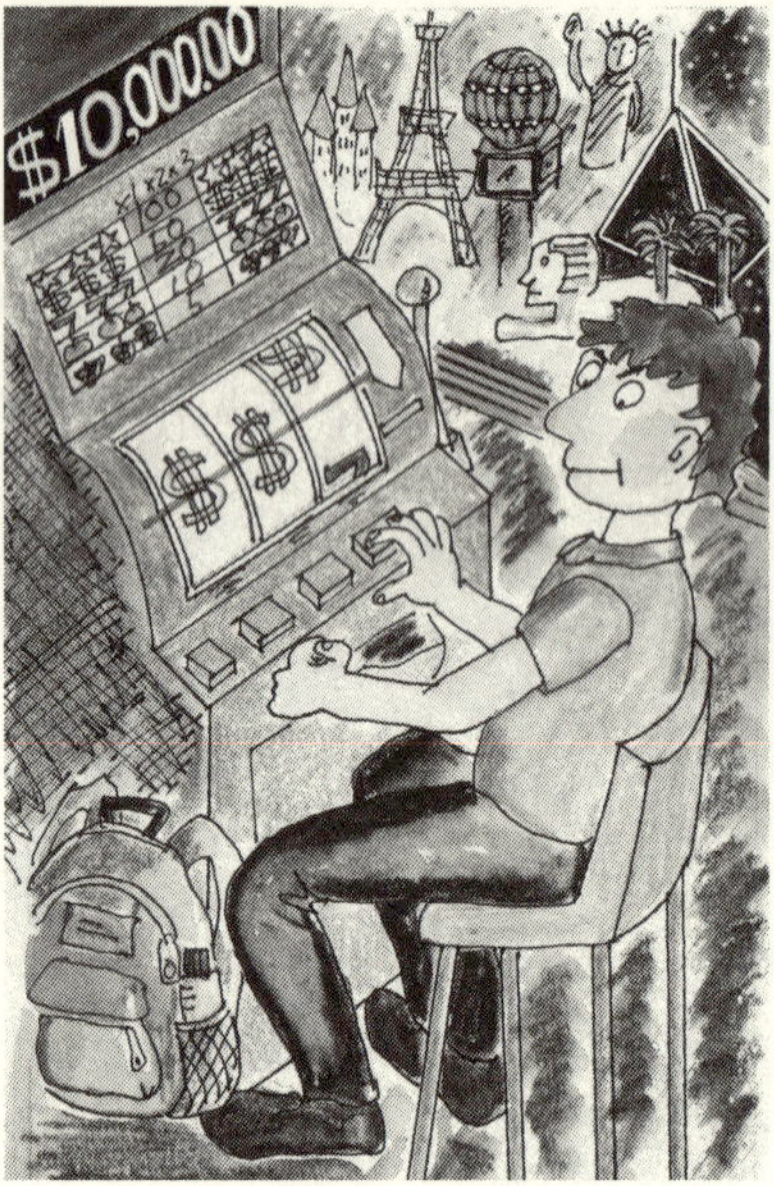

つとして選定されている魅力的な通りである。

そのラスベガス・ストリップ沿いのホテルに、数日間滞在した。とはいっても、ギャンブルをしに行ったのではない。脳科学の国際会議があり、研究室の学生と一緒に参加したのである。

滞在中、自分自身や学生たちの発表の準備でとても忙しかった。その上、最近は日本からもインターネットを通して仕事が追いかけてくる。ゆっくりご飯も食べていられない。観光をする暇さえもない、まさに「仕事のための旅行」（ビジネス・トリップ）である。

そうはいっても、スロットマシーンなどのギャンブルを少しは楽しむくらいの心のゆとりはあった。

何しろ、学会会場目指してラスベガス・ストリップを歩いていると、次々とカジノが現れる。街自体がうまくつくられていて、通り沿いにベンチなどない。休もうと思ったら、カジノの中のスロットマシーンの前の椅子にでも座るしかない。そうなると、自然とポケットのドル札に手がのびるという仕掛けである。

ラスベガスのカジノの中には、様々なギャンブルがある。ルーレット、ブラックジャック、ポーカー、バカラ。私は一番単純なスロットマシーンが好きで、もっぱらレバーを引いていた。

人はなぜギャンブルをやるのだろうか。「投資」としては、絶対に見合わない。平均すれば確実に損をするようになっている。そうでなければ、カジノの経営が成り立たない。もちろん、時には大当たりする人もいるだろうが、そのお金は多くの人々の「損」を少しずつ集めて元手としたものである。

以前読んだオーストラリアの小説の中に、「宝くじとは無知への課税である」という洒落た一節を見つけてニヤリとしたことがある。純然たる経済合理性から言えば、宝くじやギャンブルに対する最適投資戦略は「買わない」「やらない」ことである。それでも、私を含めて多くの人が宝くじやギャンブルに魅力を感じるのは、人間が経済合理性だけでは動いていないということを意味する。

平均すると損をするのに、なぜ敢えてやるのか？　「人間は愚かだから」とか、「偽りの期待を持ってしまうから」などという説明だけでは、物足りない。ラスベガスの街のあれほどの発展を前にするといかにも頼りない感じがする。

人間の思考や行動のパターンは、「生きる」ということに役立つように長い時間をかけて進化してきた。貨幣価値に換算できる「合理性」から見れば損をするとしても、生きる上で何らかの役に立つからこそ、ギャンブルを好むという傾向が生まれ、定着してきたのである。

人間の脳の中には、「不確実性」を楽しむ働きが存在することがわかっている。当たるか当たらないか、その不確実性自体が、脳の中でうれしいことを表す物質である「ドーパミン」を放出させるのである。

なぜ、「不確実性」に対してドーパミンが出るのか？　もっとも根本的な理由は、適切な不確実性の中に身を投じることで、脳は「学習」することができるということである。成功するかどうか不確実な課題にチャレンジすることで、確実に成功するとわかっている場合よりも新しいことを学ぶチャンスが増えることになる。

ギャンブルは純粋に偶然に当たりが決まるから、学ぶことは少ないようにも思える。スロットマシーンのレバーの引き方をいくら工夫しても、絵柄が揃うかどうかに影響を与えることはできない。

それでも、「負けが込んできた時にいつ撤退するか」「勝った時、どれくらいで止めるか」といった判断は、やはり脳にとっては貴重な学びの機会である。ポーカーのように相手との駆け引きが問題になる場合もある。ギャンブルが、しばしば「人生」にたとえられるのは、それだけ生き方につながる学びの機会があるということを意味するのであろう。

というわけで、私も学会の合間に「学び」に励んだ。とにかく平均すれば損するようになっているわけだから、それなりの「授業料」の必要な「学校」である。もうこれで十分学んだな、と思う頃に撤退した。トータルでいくら授業料を払ったかは、都合のよいことにもう忘れてしまった。

日本でのギャンブルの位置づけは微妙である。アメリカのような形で一部合法化するというのも一つの考え方としてある。しかし、そのためには「あまりのめり込まない」という大人の態度を人々が身につける必要があるだろう。

アメリカという文明の成熟を誇るかのような、ラスベガスの街の輝き。それは、「大人になるためのノウハウ」が詰まった壮大な景観でもある。

「よい靴」って何だろう

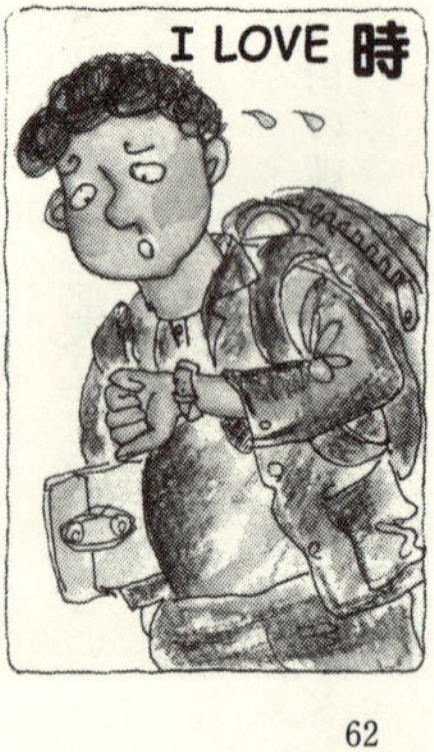

脳というのは不思議なもので、ある事柄について自分が「納得しているか」「理解しているか」どうかを感じ分ける能力を持っている。

靴は毎日親しむ身近な存在。その靴を巡って、私には、以前から不思議に思うことがあった。イギリスに、「ビスポーク」と呼ばれるオーダーメイドの靴があるということは聞いていた。かなり値の張るもので、足を精密に測定して、ぴたりと合わせてくれるのだという。

確かに、イギリス留学中に何回か、いかにもそれらしい美しい靴でびしっと決めた紳士の足元を目撃したことがあった。

靴を履くことはヨーロッパに長年育まれてきた文化であり、歴史の浅い日本よりもよいものがあるというのはわかる。それにしても、いかにも不思議であり、納得がいかないのが、靴のサイズを足に「ぴたりと合わせる」という点である。

私の脳のどこかで「高級な注文靴を足にぴたりと合わせるというのは合点がいかない。何か、私の把握していないことがあるに違いない」とアラームが鳴っていた。もちろん、そんなに靴のことばかりを考えているわけではない。それでも、ずっと気になる「この世の謎」の一つだったのである。

私の足は二六・五センチ。身長一七一センチの割には大きい。それだけならいいのだが、足の幅が広い上に、「甲高」ときているので、サイズが合うものを履くと、足に靴が当たってキュウキュウする。

次第に「ややゆるめの靴を履く」という習慣ができてきた。ゆるめの靴ならば、履く時にも楽である。靴ベラを使わなくても、さっと足を入れることができる。脱ぐ時にも、簡単である。言うなれば、「つっかけ感覚」の靴。そのような靴が、私には合うのだと思っていた。

その一方で、「本格的な靴」が秘めているらしい真実にも、興味を惹かれた。一体、「ぴたりと合う靴」というのは、本当にそんなによいものなのだろうか。

「靴の真実」を知る千載一遇のチャンスがやってきた。「プロフェッショナル　仕事の流儀」のゲストとして、靴職人の山口千尋さんがいらしたのである（二〇〇七年九月四日放送）。

山口さんは、イギリスに留学して靴づくりを学び、日本人として初めてイギリスの「ギルド・オブ・マスター・クラフツマン」の称号を受けた。本場の靴づくりの神髄を摑んでいる方である。

帰国後、日本にも本格的な「ビスポーク」の靴を定着させようと苦闘してきた山口さん。最初は「なぜ、こんなに高いのか」と反応が冷たく苦労したという。問屋も、「この値段では売れない」と積極的には取り扱ってくれなかった。

ある時、自作の靴の展示会で、山口さんの靴を手にとってじっと見ている客がいた。市販の靴がなかなか合わないのだという。そのお客さんが山口さんの靴を注文してくれたことが、一つの転機になった。口コミで評判が広がり、仕事が軌道に乗った。

「ぴたりと合う靴が、本当によい靴なんですか？」

私は、この機を逃してはならないと、スタジオの照明に精悍《せいかん》な顔を浮かび上がらせた山口さんに質問した。山口さんの眼が、きらりと光った。

「茂木さんは、靴を履いている時と、裸足の時では、どちらが快適ですか？」

「それは、もちろん、裸足の時です」

「本当にぴたりと合う靴は、裸足の時よりも、靴を履いている時のほうが快適なものなのです」

「えっ、そうなんですか！」

「当然です。ボクなどは、ヨーロッパに行く飛行機の中でも、靴を脱ぎません！」

私の脳裏に、ヨーロッパのホームパーティーなどで、ずっと靴を履いたままなのにとても快適そうに寛いでいる人たちの姿が甦った。日本ならば、スリッパに履きかえたり、靴下だけで過ごしそうな時でも、靴のままで通す。日本人には、靴は「つっかけ」に近い感覚でとらえられているが、ヨーロッパではどうやら違うようだ。

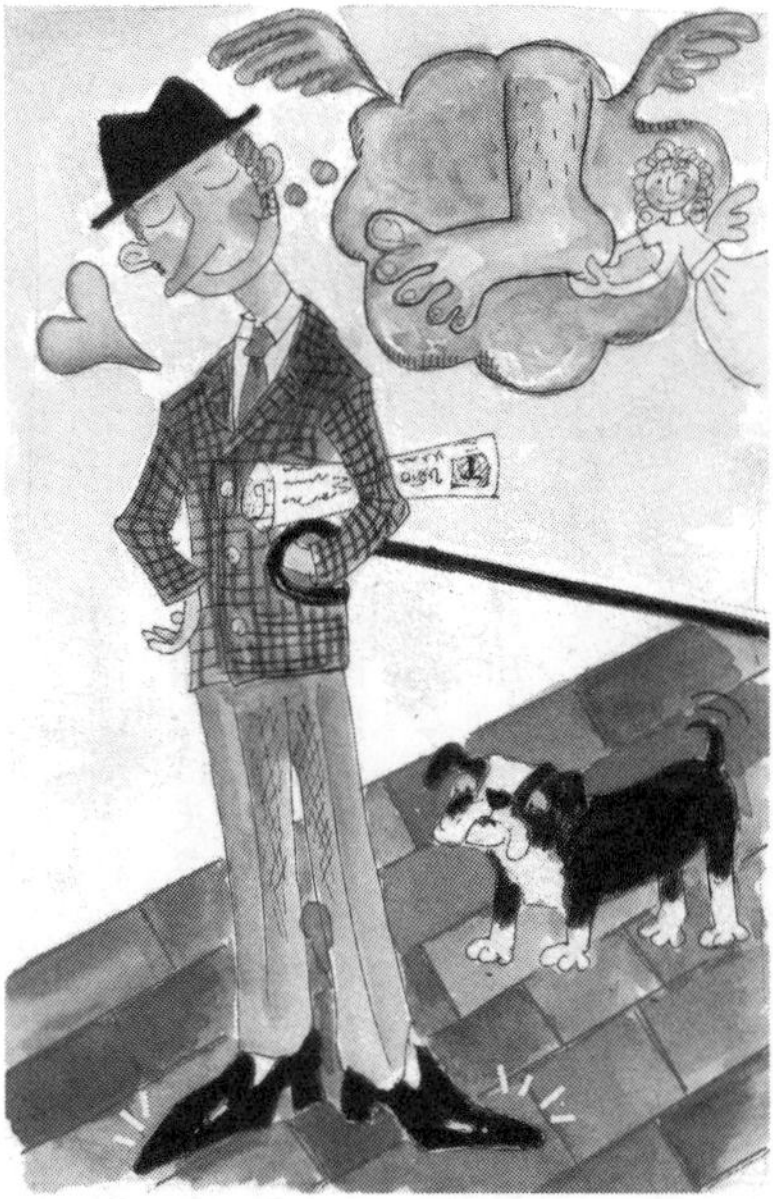

山口さんによると、ぴたりと足のサイズに合わせた靴は、それはそれは気持ちがよいのだという。

「裸足で、かかとの部分を誰かに両手でやさしく包んでもらっているところを想像してください。本格的なビスポークの靴は、それくらい快適なのです」

そうであったか！　目から鱗とはまさにこのことである。

全身を構成する二〇〇余りの骨のうち、約四分の一が足に集中する。その足を包む注文靴をつくるために、山口さんは片足で二十数個のデータをとる。その結果が、「天使が両手で包んでいるような」履き心地になるのだろう。

私は今まで靴のことを何も知らなかった。本当の靴を知らなかった。かかとを履きつぶしているようではいけない。反省するばかりである。

最後に、どうしても残る疑問を山口さんにぶつけた。

「靴下の厚さによって、履き心地も変わってきますよね。その点はどうなのですか？」

「簡単です。本当に合う靴を手に入れたら、靴下は一種類に決めて、それしか履いてはいけないのです」

なるほど！　まさに、精密機械の世界。

靴という身近なモノの背後に隠れていた奥深い世界を初めて垣間見て、私の脳は大いに合点したのである。

ベストセラー作家への道半ば

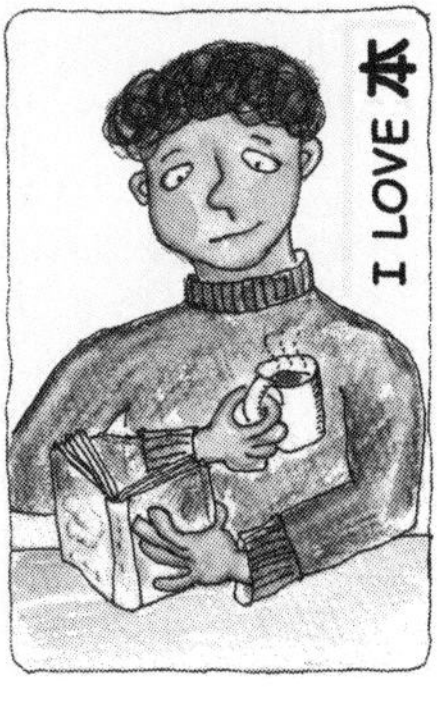

学生の頃、まだ著書など一冊もなく、ただ、将来は本を出したいと夢見ていた。その頃、喫茶店でコーヒーを飲みながら、あるいは街を散歩しながら、友人と熱く「印税生活」のことを語り合っていた。

「本を出したらさ、印税生活だよ、印税生活」

「一度書いてしまえば、何もしなくてもお金が入って来るんだものなあ」

貧乏学生にとって、それは、夢の生活のように思えた。「ベストセラー作家」という心地よい響きが、私たちを熱中させた。

本を書いて出版するようになってすぐに、その考えが甘かったことに気が付いた。ベストセラーなどは滅多に出るものではない。そもそも、年間何万点も出る書籍のすべてがたくさん売れたら、買う側は破産してしまう。

優雅な「印税生活」など、とてもじゃないが簡単に実現するものではない。一冊の本をつくることには大変な手間がかかる。書き下ろしならば、半年はかかる。それで、一万部が売れたとして、本の定価と印税率（通常一〇パーセント）をかけて計算すれば、いくら入るかがわかる。裕福な生活には程遠い。

文芸の編集者と話していると、「小説だけで食べられる人はごく一部です」と事もなげに言う。だから、「文学の新人賞をとった人には、昼間の仕事を辞めないでくださいと、最初にアドバイスする」のだそうである。

本を書いて富豪になるなど、宝くじに当たるようなものである。それでも、本を出す度に、「今度は売れるんじゃないか」と切ない期待を寄せてしまうのが人間の浅はかなところなのだろう。

何とか売れる本にしようと、自分なりに努力もする。友人に「買って読んでくれよ」と声をかけたり、講演会の際にさりげなく宣伝したりもする。

毎回、「今度こそベストセラーになるんじゃないか」という期待を込めて本を刊行する。そして毎回、「結局かなわなかった」とがっかりする。

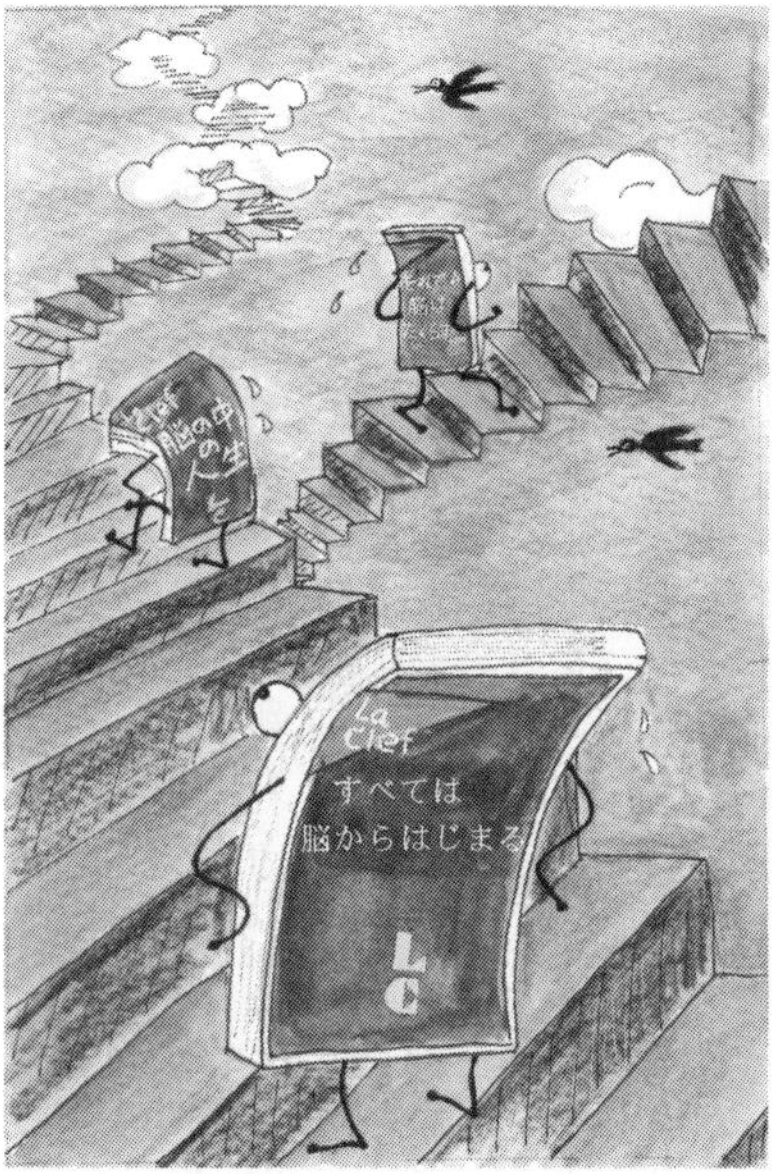

そのようなことが五冊、一〇冊と重なっていくうちに、結局、どう努力しても、実際に本が売れるかどうかはわからないと悟っていった。

もちろん、贅沢は言っていられない。「返本率が四割」というご時世の中で、私の本は幸いほとんどが増刷となる。出版社にとっての損益分岐点は、「初版が七割くらい売れる」というあたりに置かれているらしく、少なくとも損はさせていないらしい。買ってくださる方がいるというのはありがたいことで、読者の方々に対する感謝の気持ちは忘れたことがない。

雑誌『読売ウイークリー』の連載をまとめた本シリーズ『脳の中の人生』『すべては脳からはじまる』『それでも脳はたくらむ』（いずれも、中公新書ラクレ）も、幸い順調に版を重ねている。「面白かったです」という感想をいただくと、本当にうれしい。著者冥利に尽きる。

私の本の中では新潮新書の『ひらめき脳』が、一〇万部を超えた。もっとも、そこに到達するまでに一年以上かかった。新潮社では、一〇万部を突破した本は革製の立派な表紙をつけて、社屋の中にある特別な部屋の書架に飾られる。本をつくっている時から、担当編集者と「殿堂入りするといいですね」と言い合っていたので、実際にその部数を突破した時にはうれしかった。

それでも、同じ新潮新書の四〇〇万部を超えるベストセラー『バカの壁』には遠く及ばない。著者は、言わずと知れた養老孟司さん。ご本人も、なぜそんなに売れてしまったのかわからないとこぼしていらした。上を見ればきりがない。本を書いている以上、一度くらい「ベストセラー」を出したいという気持ちがあるが、道は遠い。

ただ、その後に出した本が私としては異例の売れ行きを見せている。『脳を活かす勉強法』(PHP研究所)。どのように勉強すれば身につくか、自分自身の経験と最新の脳科学の知見に基づいて解説した。一ヵ月で一〇万部突破。本人もびっくりである。

中学や高校の頃、一年生の時にはほどほどだったのに、三年生になったら学年一位になっていたとか、大学入試も余裕で合格したとか、いつもの私の本とは違ったストレートで実用的な内容が読者に受けているらしい。ドーパミンの強化学習のメカニズムを活かした勉強法は、どんな人でも喜びをもって向上することのできる方法として、その有効性に自信がある。

ミリオンセラーはさすがに無理だと思うが、「売りますよ！」と担当の編集者のKさんは気合が入っている。果たして今後どうなるか楽しみである。

脳科学の一分野に「神経経済学」というものがあり、人々が商品やサービスをどのように選択するかという問題を扱う。私たちのグループでも研究していて、「なぜ売れるか」という疑問には普段から取り組んでいるのだが、自分自身の本がどれくらい売れるかということさえなかなか予測できない。

このエッセイも、「それを読むために『読売ウイークリー』を買う」というくらいに人気が出て欲しいし、連載をまとめた本もベストセラーになってくれたらと思って頑張っているが、うまくいく保証などない。

「本当のこと」を懇切丁寧に語る。この姿勢だけは忘れたくない。本を書くようになってから一〇年。学生の頃の夢が現実の仕事になってみると、売れる売れないよりも、何を伝えるかに関心が向く。書くということの原点に立ち戻りたいと願う今日この頃である。

潜入！ 国民的番組の舞台裏

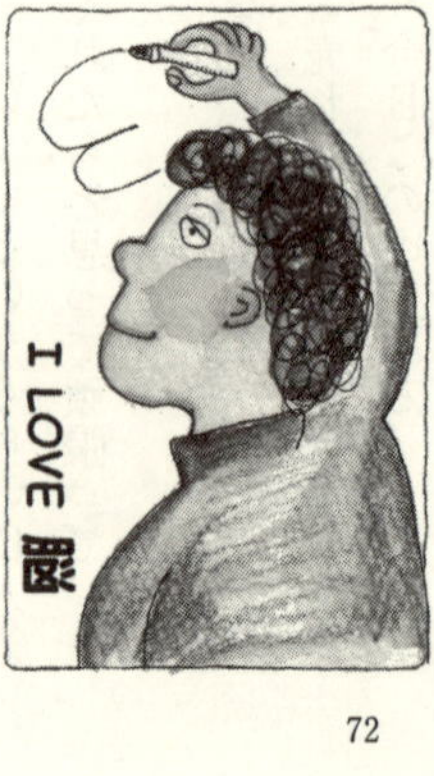

平成となってからすでに二〇年。昭和はすっかり遠くなってしまったようである。東京タワーを建設中の一九五八（昭和三三）年を舞台とした映画『ALWAYS 三丁目の夕日』がヒットするなど、昭和を懐かしむ人々の気持ちは根強い。一九六二（昭和三七）年生まれの私から見ても、今の世の中からは失われた様々なものが、あの時代にはあったように思う。

失われたものの一つが、「家族団らん」だろう。家族揃って食事をする光景は、今では当たり前のものではなくなってしまった。父親は仕事で帰りが遅く、子どもたちも塾や部活動で忙しい。それぞれのリズムで生活する中で、時折食卓を共にできれば幸福という家庭も多いのではないか。

二〇〇七年の大晦日、ゲスト審査員として第五八回NHK紅白歌合戦の生の舞台を経験した。昨今の脳科学のブームがあり、紅白の総合司会をつとめた住吉美紀さんとともにキャスターをしている「プロフェッショナル　仕事の流儀」のご縁もあってお誘いいただいた。

紅白歌合戦といえば、かつては視聴率が八〇パーセントを超えた時期もあった国民的番組。最近では、視聴率が四〇パーセントに届かないことも多く、「紅白は終わった」と揶揄する向きもあるが、人気歌手が出場するかしないかが大きなニュースになるなど、未だに全国民の注目を集める番組である。

戦争が終わった一九四五（昭和二〇）年の大晦日に「紅白音楽試合」と題して放送されたラジオ番組がそもそもの始まり。六年後から「紅白歌合戦」としての放送が開始した。娯楽に飢えていた戦後の日本人にとって、年に一度、有名歌手が勢揃いして自慢の歌を聴かせる紅白は、夢の世界であり続けた。

紅白歌合戦は、家族団らんと深く結びついていた。成人して都会で働いている子どもたちが里帰りして、両親と一緒にブラウン管の前に座る。お酒を飲んだり、年越しそばを食べたりしながら紅白を見る。最新の流行歌から大御所の演歌まで。一年をふり返りながら世代を超えて様々な曲を楽しむ。紅白は、歌の力を通して家族の絆を再確認する機会でもあった。

紅白の視聴率が落ちてきているということは、大晦日には一家が揃って団らんするという習慣が廃《すた》れてきていることと無関係ではない。そう簡単には失われてはいけない何ものかを確認する思いで、NHKホールへ出かけた。

「紅白は、実際の舞台で見るとより一層面白いですよ」

NHKのスタッフの言葉である。あれだけ多くの歌手を、舞台転換をしながら生放送で出演させるというと、外国のテレビ関係者は「そんなことは不可能だ！」と断言するという。関係者の熱意と高度な技術に支えられた「奇跡の舞台」。実際に目の当たりにした紅白歌合戦は、想像を遥かに超えた「究極のエンタテインメント」であった。

四時間余りの間に、紅白合わせて五六組の歌手が歌う。精密機械のようにつくられたスケジュールをスムーズに進行させる上では、テレビ画面に映らない作業が死活的に重要となる。白組司会の笑福亭鶴瓶さん、紅組司会の中居正広さんがトークをしている間に、物凄いスピードで場面転換が行われる。明かりを落とし、暗闇に包まれた舞台上をたくさんの人が走り回る。

「おい、何やってるんだ！」「そこ、右！」などと怒号が飛び交っているのがこちらまで聞こえる。声を掛け合わないと転換がうまく行かないし、何よりも危険である。

カメラの動きがまた凄まじい。巨大なクレーンが舞台上の歌手にぐんと迫る。クレーンを操作する人とカメラを回す人は別なので、「二人羽織」の要領で息が合わなくてはならない。ハンディカメラを腰につけた人が、曲の途中で猛然と歌手に近づく。至近距離からの映像をなめるように撮った上で、済むと脱兎のごとく撤収する。ケーブルを持ち、まとめる役目の人が敏捷な小動物のように後を追う。

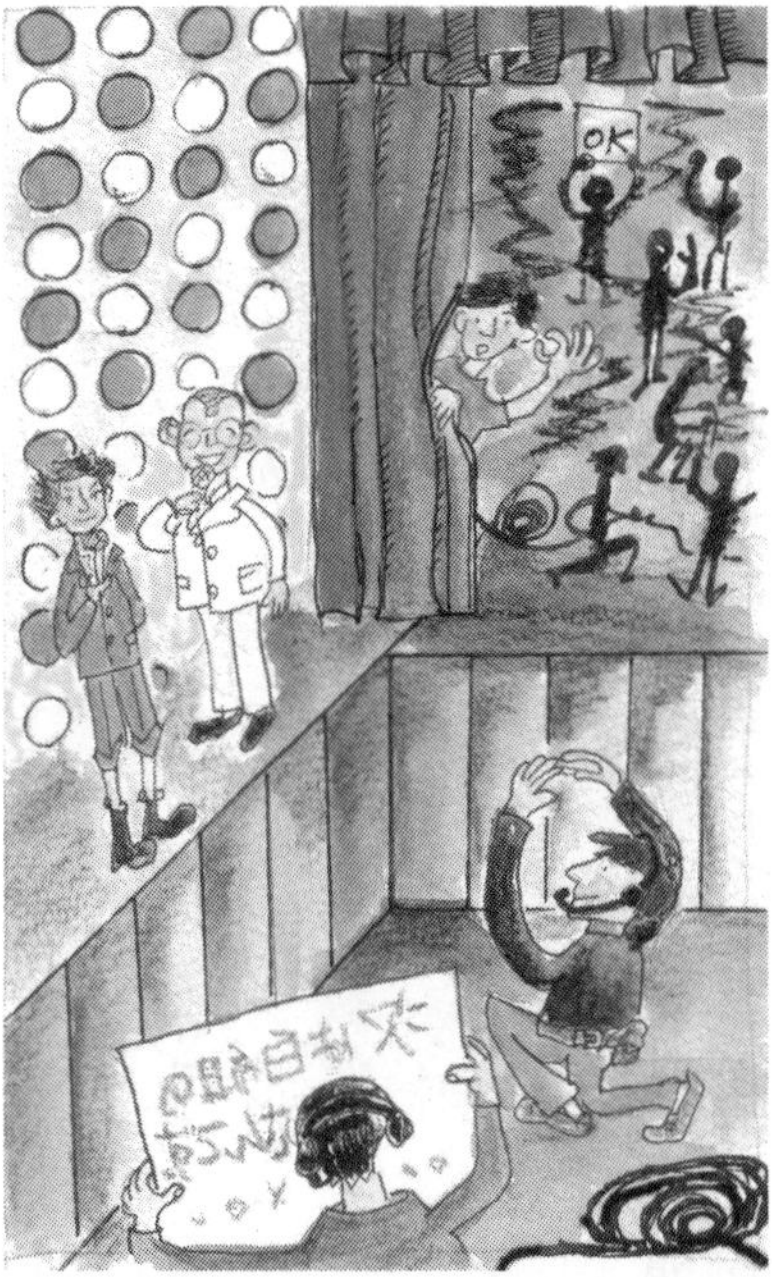

　言うまでもなく、主役は歌手たちである。有名な小林幸子さんの舞台衣裳は、実際に目の当たりにすると、まるで巨大な現代美術の作品のよう。アイドル歌手たちの踊りは、決して上すべりではない本気のエネルギーに満ちている。そして、「歌の心」が聴く者

の心を動かす実力派の歌い手たち。ライブで見る紅白歌合戦は、ブラウン管を通して見る以上の興奮に満ちていた。

感心したのは、鶴瓶さんと中居さんの「プロフェッショナリズム」。舞台転換がまだ終わらず、ディレクターが「延ばしてください」と合図を送ると、トークでつなぐ。準備ができて両手で「丸」のサインが出ると、ぱっと曲紹介に移る。その切り替えをごく自然にやる二人はさすがだと思った。

特にしびれたのは、中村中《あたる》さんを紹介した中居正広さんの司会ぶりである。終了後ディレクターの方にうかがった話だが、二分以上押していて、「早く次にいってください」とサインを出していたのだという。しかし、中居さんは、その指示を無視した。性同一性障害を乗り越え、歌手としての大輪を咲かせた中村さんの人生の物語。「この話はちゃんと紹介しなければ」という中居さんの判断は、結果として正しかった。

実際に目の当たりにした紅白歌合戦は、数多くの熱意に支えられた一つの「夢舞台」だった。その伝統は、時代の荒波にもまれながらもこれからも受け継がれていくことだろう。

第三章　「知」の下絵が描かれた日

本章のあそびかた
覚えているだけで意味がある

このところ、時間がある折に昔のことを思い出してみる。それも、幼稚園に通った日々や、小学校の校庭を走り回っていた頃など、遠い過去をふり返ることが多い。

もちろん思い出すといっても、何しろ随分前のことだから、そうはっきりと頭の中に描けるわけではない。それでもいろいろと想起してみるのは、そうすることが人間としてのバランスを取り戻す上で、重要な意味を持つと思っているからかもしれない。

私たちは、昔のことはすでに過ぎ去ったことで、どうすることもできないと思いがちだ。確かに、「事実」においてはそうである。一〇年前に起こった出来事を、今さら変えるわけにはいかない。現実になってしまったことをいくら取り戻そうとしても、それは果たせないことなのだ。だからこそ、「後悔」という感情の甘美さもある。

一方で、私たちの過去に対する認識は変えることができる。むしろそれは、生きもののように変わっていく。過去は、変化する。自分自身のうちで育てることができる。ここに、脳の働きからみた、昔体験したことをふり返る意味があるのだ。

人間の脳は、デジタル・コンピュータのように何でも区別して、その記憶の回路に収納するわけではない。重要な出来事が起こると、感情の中枢である扁桃体が「先回り」して、「これは大切なことだからよく覚えておこう」と側頭連合野や海馬を中心とする記憶の回路に「指令」を出すのである。

だからこそ、昔のことで覚えている出来事があれば、それは自分にとって何か意味があることだったはずなのだ。覚えていること自体が、その記憶の価値を保証している。遠い過去の思い出は、じっくりと向き合う価値がある。そして、その後の体験を積み重ねた分、成熟したはずの「目」で見直してみればよいのだ。

例えば、子どもの頃、友だちと遊んでいたなにげない時間を、私はかけがえのないものとして思い出す。家を建て替える時に、その建築現場でセメントの入った袋を張って、ベーゴマをしたっけ。あの時の空間の様子が、ありありと目に浮かぶ。ボクがここにいて、布目くんが横にいて、大野くんが目を輝かせてコマを投げていたっけ。

あの時、自分が感じていたこと、見ていたもの、すっかり遠くなってしまったすべてのことが、人生の今の時点においても意味があるはずだと信じている。あの時のように、いきいきと時を感じているか？　友と真剣に向き合っているか？　社会的にはどのようなことであっても、それとは関係なく、目の前の課題に、ありったけの魂の熱を込めているか？

幸せは子どもの時の思い出に結びついている。なぜならば、それは尽きることのない、インスピレーションの泉であるから。

繰り返し幼き日に立ち返り、その時の自分を新たに耕すことを知っている人は、「大人」として生きている今も、尽きることのない力を得ることができる。

なぜ野球に癒やされるのか

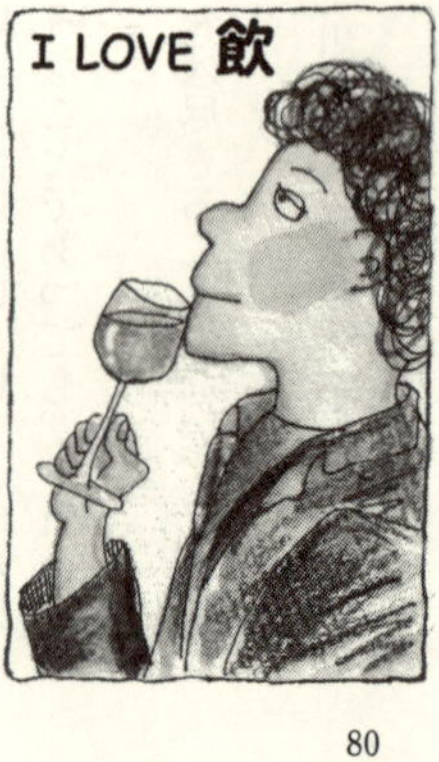

大学の時の恩師が、しみじみと「人の幸せというものは、子どもの時の思い出に結びついているんですよ」と言ったことがある。

この頃になって、なるほどと思う。例えば、野球のこと。野球のことを考えると、子どもの頃を思い出し、心の芯のほうからじんわりと幸せな気持ちになる。自分たちでやった草野球の記憶もそうであるし、テレビにかじりついて見たプロ野球中継、球場で見た試合の思い出もそうである。

私が小学校の頃は、日本のプロ野球はいわば黄金期だった。当時は、巨人のV９時代である。川上哲治さんが監督だった。一塁には王選手がいた。三塁には長嶋選手がいた。柴田選手、高田選手、末次選手、土井選手、黒江選手……。今でもナインの名前をそらんじられるのは、それだけあの頃のプロ野球、とりわけ巨人というチームが子ども心の中に占める割合が大きかったからだろう。

時代は流れ、スポーツの趣味は多様化した。それでも、野球は私の心の中で特別な意味を持ち続けている。必ずしも、子どもの時の思い出ゆえにというだけではない。

なぜ、野球は魅力的なのだろうと、久しぶりに訪れた東京ドームで考えた。今まで、数限りなく訪れた場所。それは、最初は「後楽園球場」であり、そして一九八八年以降は現在のドーム球場である。

子どもの頃と違うのは、いつも手の中にはビールが握られていることである。タイミングを見計らってビールを注文するのは、野球観戦の大きな魅力の一つ。友人に、「東京ドームというのはボクにとっては巨大なビアホールなんだよ」と冗談で言ったことがある。しかし、もちろん、野球観戦の魅力がビールだけにあるはずがない。

巨人がソフトバンクホークスを迎え撃つセ・パ交流戦。巨人が序盤戦からリードし、余裕の試合運びだった。最終回に得点されたものの、ルーキーの金刃選手が初完投勝利を挙げた見応えのある試合だった。

野球の試合では、何回か、「このプレーを見られただけで来た甲斐があった」と思える瞬

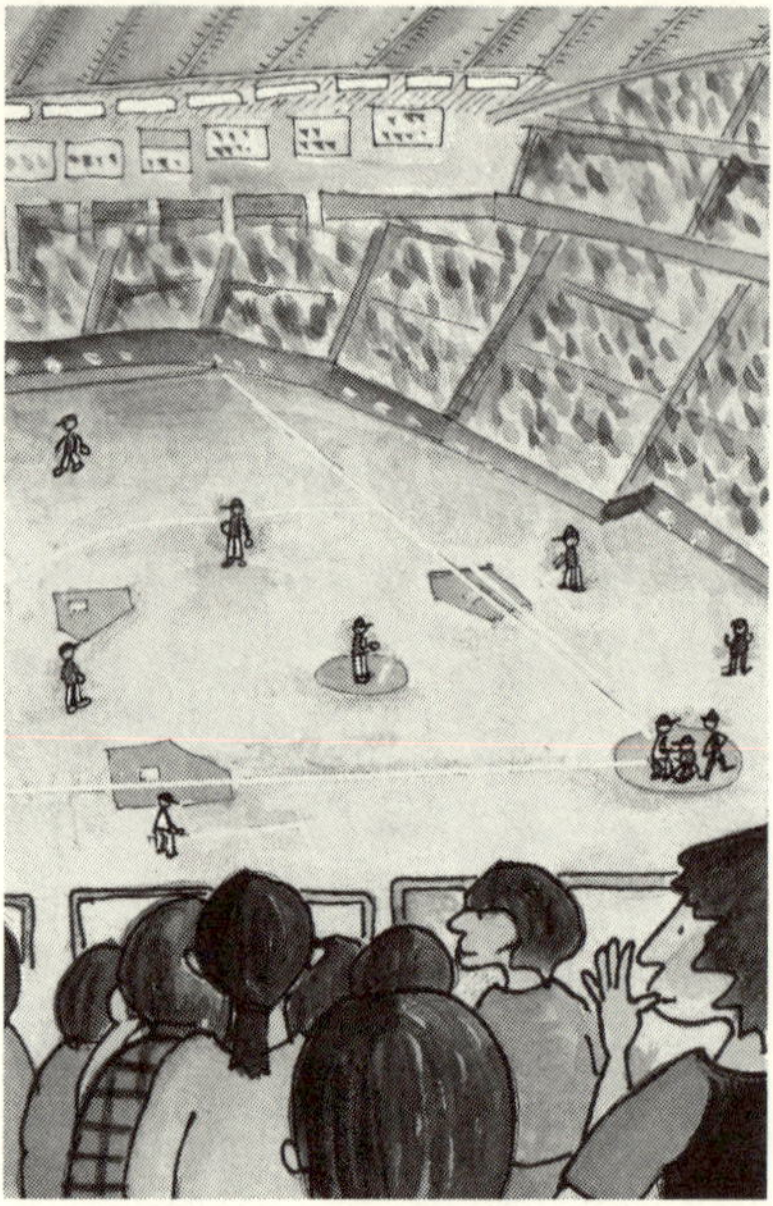

間がある。
　この試合では、八回裏、巨人が仕掛けたヒットエンドランが芸術的だった。一塁ランナーが走り、二塁手がベースカバーに向かう。打球は、その二塁手の逆を突く形で抜けていった。見事！　ビールを持つ身体に快感が走った。
　もちろん、ソフトバンクホークスも強いチームである。一番印象に残ったのは、代打で出たブキャナン選手のレフトへの凄まじい当たりだった。ほとんど直線的に、観客席最上段に飛んだ。同点ホームランかという一打は、ホークスファンにとっては残念なことに、惜しくもファウルになった。球場はどよめき、しばらく止むことがなかった。
　深い読みに基づく素晴らしい試合運び。卓越した技術による、芸術的身のこなし。常人離れしたパワーによる強烈な破壊力。プロ野球の魅力が、才能のある選手が鍛錬に鍛錬を重ねることでやっと可能にする印象的なプレーの数々にあることは疑いない。

オリックスにイチロー選手（現シアトル・マリナーズ）がいた頃、当時の西武球場で試合を見たことがある。試合前の練習から、イチロー選手の一挙手一投足に目が釘付けになった。時代をさかのぼれば、巨人の篠塚選手（現巨人軍コーチ）の身のこなしも見事だった。

脳の中には、人の行動に関する情報を鏡に映った自分の行動であるかのように解析し、処理する「ミラーニューロン」がある。イチロー選手や篠塚選手の身のこなしを見て、私のミラーニューロンも活性化していたことだろう。

ビールを片手にリラックスし、大いに楽しんだ野球観戦。その時間の流れの中で、私を野球場に惹きつける、ある大切な要素があることに気が付いた。

すなわち、野球場の「空間的広がり」そのものである。

選手たちが、フィールドに散らばる。緑の広々とした空間の中に、ぽつりぽつりとホームチームである巨人の「白」や、ビジターチームであるホークスの「黒」のユニフォームが点在する。そのような空間の大らかな広がり自体が、見る者にとっての何よりの「ご馳走」になっていることに気付いたのである。

現代の日本人、とりわけ都会人の空間的環境はせせこましい。朝夕のラッシュアワーでは、車両の中にそもそも「空間」がない。オフィスではびっしりと机が並び、食事に行ってもテーブル間隔が狭い。東京で言えば新宿や渋谷、大阪で言えば心斎橋などの雑踏を歩けば、「空間」は人と人との間に辛うじて存在しているだけである。

野球場は違う。広々とした空間の中、選手たちが思いきり身体を動かしている。外野にフライが飛んだ時、落下点に向かって選手が走る時間の流れの、何と豊饒なことか。打球がセンター前に抜ける。二塁にいたランナーが三塁を回ってホームに突っ込んでくる全力疾走の、何とも言えない爽快感。

ましてや、外野席に向かって打球が飛んでいく時の、次第に高まっていく期待感ときたら。ホームラン！　と決した瞬間の解放感は、野球場という贅沢な空間があってのことだと思う。現代の都会人にもっとも欠けているのは、豊かな空間の広がりである。脳は、普段不足しているものを補ってやると癒やされる。野球観戦が、そのまま癒やしになる理由が、納得できた。

小学校の頃、野球盤をやるのが好きだった。野球盤の限られたスケールの中に、子どもの私は広々とした空間を夢見ていたのかもしれない。

自ら発見することの喜び

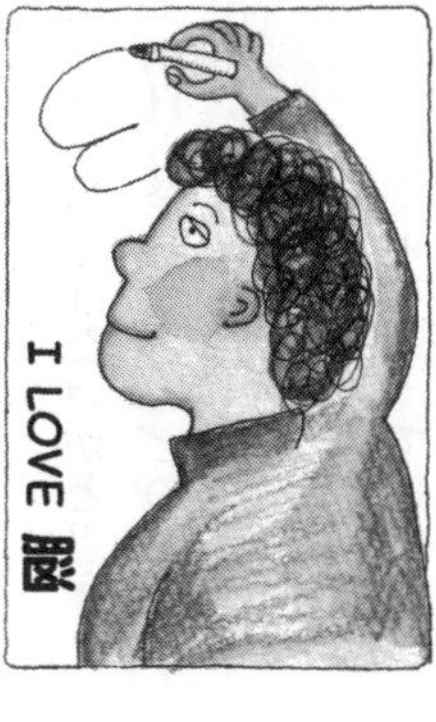

人生には、ある物事の本質がどういうことかわからないまま、歳月が流れてしまうことがある。しかし、その一見無為なる時間が、大いなる気付きの助走となることもある。

ああそうか、とわかった瞬間に、脳の中に喜びが走る。発見すること、気付くことの歓喜は、脳が体験する様々な喜びの中でも、最大のものである。

だからこそ、古代ギリシャにおいて、王様の冠の材質が何か、壊すことなく確かめる方法を発見したアルキメデスは、「ユリイカ！（わかったぞ！）」と叫びながらお風呂を飛び出していったのである。

謎の中には、難しいものもあれば、簡単なものもある。例えば、街でよく見かける「ミキサー車」。あのドラムが回転している理由には、大抵の人が気付いているのだろうと思う。

私は案外ぼんやりしているところがあって、大学生になって街を歩いている時、「あっ、そうか、あれは生コンクリートが中で固まらないように攪拌《かくはん》しているのか」とやっと気が付いた。それまで、見かけても「何となく回っている」としか思わなかったのである。「ああ、そうか、固まらないように回っているのか」と叫んで、近くにいた友人に呆れられた。ふり返ってみてもあまりにも情けなかったが、自分で気付くことの喜びには変わりがない。

高校生の時、休み時間に「エクアドル」という国名が「赤道」に関係していると突然ひらめいたことがあった。調べてみると、確かにスペイン語で「赤道」という意味である。級友に話したら、「自分で気付きたかった」と悔しがった。他人から見たらどんなに小さなことでもよい。自ら気付くことには、格別の喜びがあるのである。

だから、子どもの学びにおいても、あまり「促成栽培」はよくないのではないかと思う。次から次へと答えを教えてしまっては、せっかく脳の中にある「自ら発見することの喜び」を奪ってしまう。すでに誰かが発見していることでも、世の中の常識となっていることでも、自ら発見することには深い喜びがあるのである。

私のライフワークとなっている「クオリア」（質感）の問題には、電車に乗っていて気付いた。研究所からの帰りにノートを一生懸命書いていた。その時、「ガタンゴトン」という音が、周波数などでは分析し尽くすことのできない生々しい「質感」として聞こえていることに気付いて、衝撃を受けた。

その瞬間、数量的に表すことのできるものだけを対象にしてきた従来の科学的世界観に限界があることをはっきりと悟った。私の今までの人生の中でも、最大の「気付き」の一つだった。

音を聞くことがきっかけとなって悟りを開く有名な話が、仏道にある。香厳智閑《きょうげんちかん》というお坊さんがいた。秀才の誉れが高かったが、どうしても悟ることができなかった。ある時、庭で掃除をしていて、掃いた小石が近くの竹に当たり、音を立てた。その瞬間に、香厳智閑禅師は悟りを開いたというのである。「撃竹の大悟」として知られる。

音を聞くことによって悟りを開くというのは、脳の働きとしてみても面白い。大脳皮質の中で、聴覚を処理する部分は、様々な記憶を収納する「側頭連合野」に近い。音を聞くことで様々な記憶が参照され、結びつけられるきっかけになるのである。

また、聞くことは、見ることと異なり脳に対する負担が比較的小さい。注意を向けて一生懸命見ると、他のことができなくなってしまう。聞いているだけならば、脳がある程度「ア

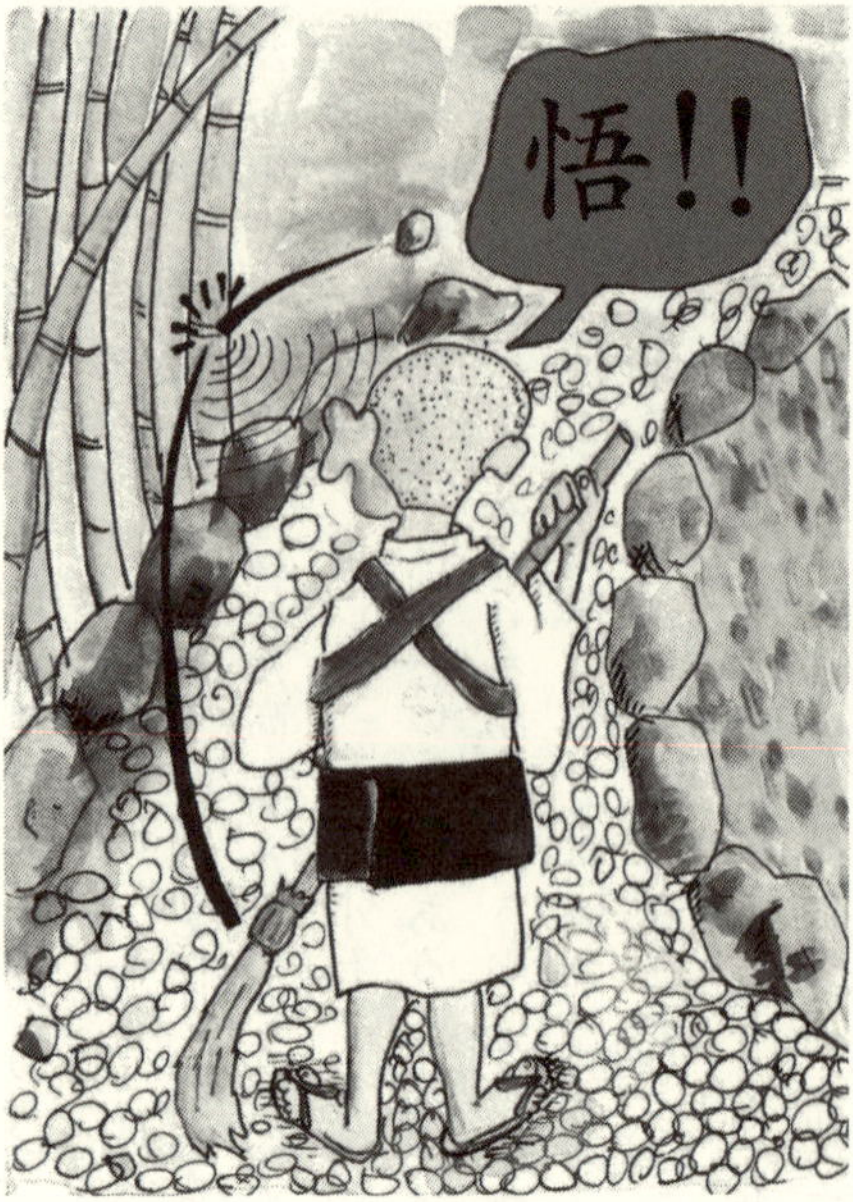

イドリング」できる。その余裕が、思わぬ気付きやひらめきにつながるのである。

　ところで、香厳智閑禅師の故事にも表れているように、禅の修行において、掃除は大切な位置を占めている。禅寺に参拝すると、庭や池がほれぼれとするほど美しいが、あれも朝早く修行僧が丹念に掃除をしているからである。

　京都五山の一つで、金閣寺や銀閣寺を境外塔頭として含む相国寺の有馬頼底《ありまらいてい》管長にお目にかかった時のこと。有馬老師は、禅は「一掃除二信心」だと言われた。

　信仰に対する姿勢とか、そのようなことは二の次にしても、とりあえず毎日の掃除を欠かしてはいけない。一日掃除を怠れば、取り戻すのに二日かかる。二日怠れば、四日かかる。そんな有馬老師のお話を拝聴しているうちに、「ああ、そうか！」と気付かされた。

一日たりとも怠らないというのは、生命そのものの中にある性質である。食べること、心臓を動かすこと、呼吸すること。たとえ一日でも怠らないからこそ、命は続いていく。

禅寺で拝見する庭も、同じことだと悟った。掃き清められ、整然と形づくられた白砂の広がり。ゴミはないことはもちろん、落ち葉さえも目に入らない清澄な池。私たちが慣れ親しんだ禅寺の風情は、気を緩めればすぐに崩れていってしまうような、ぎりぎりのバランスの上に成り立っている。

だからこそ、禅寺で私たちを包む美しさは、生命そのものを表している。美しさの背後に、絶えざる生命の営み、勤めがある。そのことに気付いた時、これまでの人生で知る機会のあった禅寺の数々の風情がフラッシュバックして、私は心を動かされていた。

美しいとは、つまりは生きていることである。そんな真実を私に教えてくれたのは、突然訪れた一つの「気付き」だった。気付くことの喜びが私たちの脳を変え、人生の新しい風景を開いてくれるのである。

ブック・サーチという夢

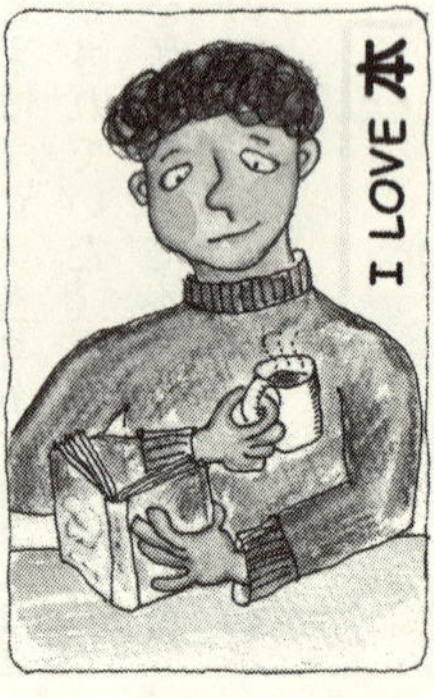

イギリスのケンブリッジ大学に留学していた頃、カレッジの建物から少し歩いた所にある大学図書館によく通った。
書架のある巨大な建物の中に入ると、ぷーんと紙の匂いがした。目当ての本をアルファベットと数字の分類番号で探し出した。分厚い本を手にすると、空いているテーブルに座った。窓の外には、イギリスの初夏の明るい風景が広がっている。
つい外に出たくなる誘惑を抑えて、目の前にある本に目を落とした。この中に「真実」があるはずだと気合を入れて読んだ。遠い昔の人、時には一〇〇年前の人と、何とか意を通じようと頑張った。
子どもの頃から、図書館が好きだった。本がたくさん並んでいるのを見ると、胸が躍った。

まだ見知らぬ世界がそこに広がっているのだと思った。その一方で、本の世界のあまりの膨大さに呆然とした。こんなことでは、どんなに本を読んでも追いつけるものではないと思った。図書館は、新しい世界に目を開かせてくれるきっかけになる存在であるとともに、自分の小ささ、無力感に直面する現場でもあったのである。

自分自身で本を書くようになってから、一冊の本が、著者や編集者の大変な努力によって生み出されていることを知った。生物は、送り出すのにコストがかかっている情報を真剣に受け止める。大変な思いをして送り出された情報だから、それだけの内容が詰まっているのだろうと推定して、一生懸命読み取ろうとするのである。

インターネット上の掲示板やチャットで気軽に書かれる情報も時代を映すが、本の中の情報の重みはやはり違う。本の著者は、それこそ一〇〇年後、二〇〇年後にも自分が書いたことが読まれることを願う。極論すれば、後世への「遺言」のつもりで心を込めたメッセージ。インターネット時代になっても本が廃れない理由がそこにある。

ところで、インターネットを巡って注目されるのは情報検索サービスの大手、グーグルの動き。スタンフォード大学の院生だったラリー・ページとセルゲイ・ブリンによって一九九八年に創業されたグーグルは、今や、インターネット上の検索を通して様々な経済価値を生

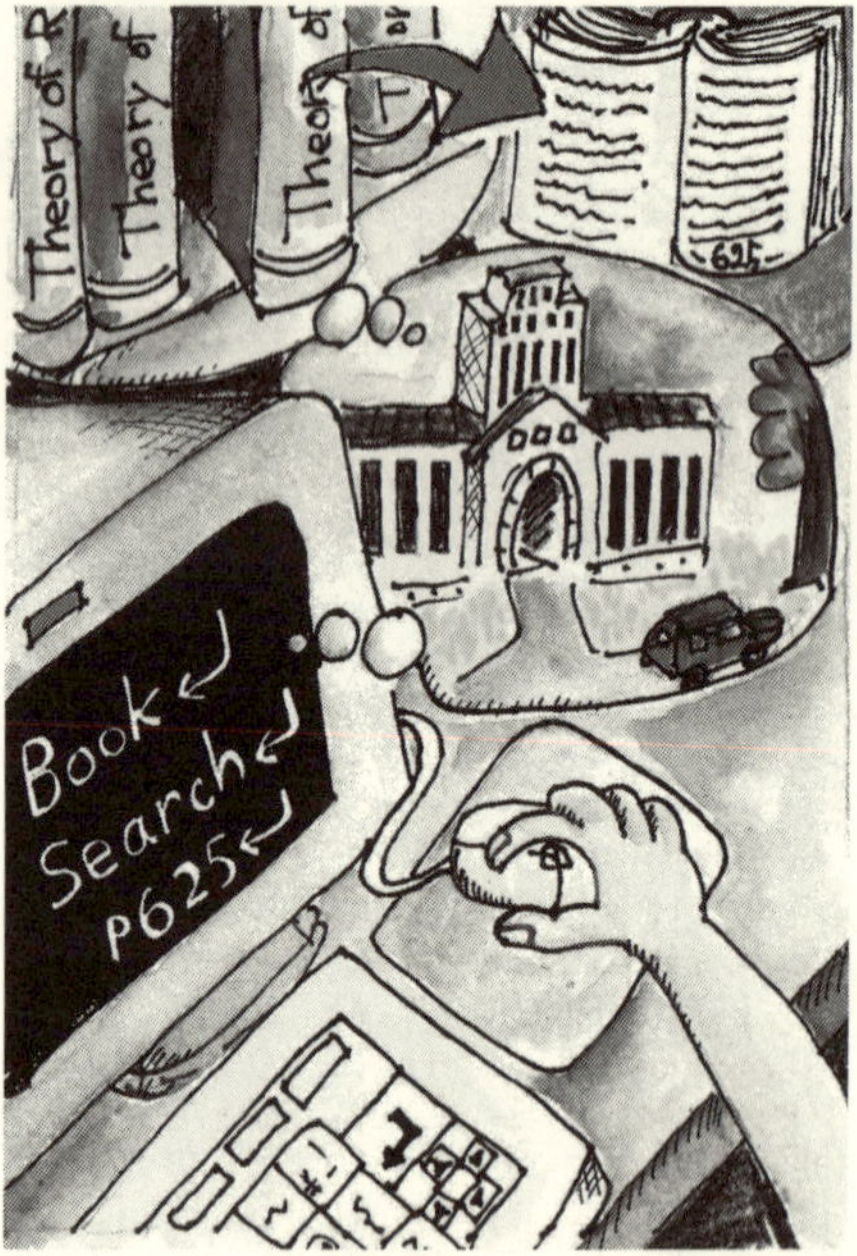

み出す巨大な存在となった。

そのグーグルが、「グーグル・ブック・サーチ」という新しいサービスを日本でも開始したと発表した。本の内容の一部または全部を、インターネットから誰でも無料で検索することができるシステムである。著作権の切れた本は全文を、そうでない本は一部分のみを閲覧できるようにするのだという。

本は、その扉の間に何が詰まっているか、開けてみないとわからない。ネット上を自由に流通するデジタル情報に比べると、制約が多い。中身が検索できれば、確かに便利だろう。

一方、一つひとつの本をスキャンするのには、膨大な手間と費用がかかる。本の内容を検索可能にすることに対しては、著作権上の問題点が指摘されるなど、やっかいな障壁がある。それでも、グーグルが敢えてブック・サーチのプロジェクトを進めようとするのはなぜか？

東京国際ブックフェアの会場で、来日中の「グーグル・ブック・サーチ」のプロダクト・マネッジメント・ディレクター、アダム・スミス氏にお目にかかる機会があった。

スミス氏によると、グーグルの創業者のページとブリンは、学生時代から本が好きで、「もしこの世にあるすべての本が電子化できたらどんなに素晴らしいだろう」という夢を抱いていたという。

「だから、ブック・サーチは、二人の創業者の元々の夢を形にするものなのです」

スミス氏の言葉に、なるほどと思った。同じような願望は、ケンブリッジ大学図書館の中で膨大な本を前に呆然としていた私も抱いていた。私がイギリスに留学していたのは、ページとブリンがグーグルを創業する直前のこと。当時の私は、すべての本を検索可能にするなどという大それた夢を抱いている人がいるとは思いもしなかった。

検索の結果、本の内容が一部閲覧可能になることで、わざわざ買わなくなってしまうのではないかと懸念する人たちもいる。しかし、アメリカでの実績によると、検索可能になった本の売り上げはむしろ伸びているのだという。

「だから、出版社や著者は、むしろ本が検索可能になることを歓迎する傾向にあります。インターネットで検索可能になることで、今まで動かなかった本が動くようになるのです」

スミス氏の言葉に、ケンブリッジ大学図書館の隅で見いだした幾つかの本を思い出した。私が読んでいた本は、かなり特殊なものだった。日本ではもちろん、イギリスでも関心を持つ人はそうはいないのではないか。私が書架に戻してから、果たして誰かが手にとっただろうか。広大な図書館の片隅で、息を潜めて時間をやり過ごしているのではないか。

本の検索が一般化したら、今まで埋もれていた様々な本が世に出てくる。その時、人間の知のあり方はどう変わるのだろうか。

メンデルの遺伝の法則が「再発見」されるのには、三十数年の歳月を要した。インターネットが、埋もれていた様々な本に光を当てる日は近い。その時、「歴史の暗闇」からは、一体どのような知が飛び出してくるのだろう。ケンブリッジ大学図書館の暗がりを思い出して、胸が熱くなった。

感動で決まる生涯の道

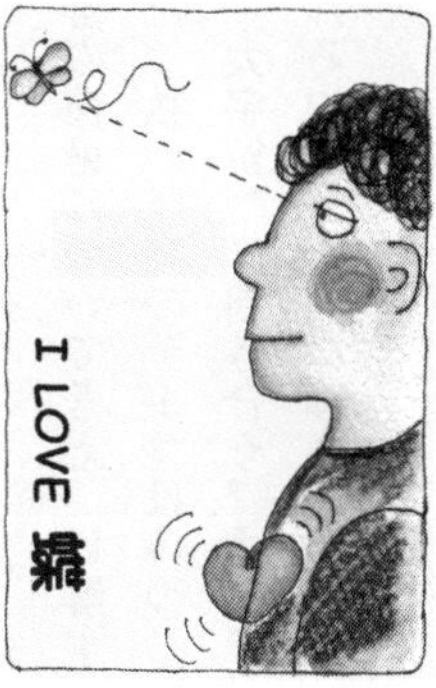

大相撲の表彰式で「感動したぁ！」と絶叫した小泉純一郎元首相が妙に懐かしい今日この頃。メディアの中では、「感動」という言葉がいささか軽く用いられている気配もあるが、人間の脳にとって感動が大切なものであることは間違いない。

私自身、人生の転機は感動であったように思う。ものごころついた時から蝶を集めていて、将来は「昆虫博士」になると思っていた。それが、小学校五年生の時に「相対性理論」をつくったアルベルト・アインシュタイン博士の伝記を読んで、深く感動してしまった。それで、将来は、物理学者になるのだと決めてしまった。

アインシュタイン博士は、子どもの頃に磁石をもらって、いつも同じ方向を指すことの不思議さにすっかり魅せられて、ずっと考え込んでいたという。私自身、小学校二年生の時、学校の行き帰りに「磁石はなぜくっつくのか」と考え続けたことがある。世紀の偉人と自分との「磁石好き」という共通点に親近感を覚えたということも大きいが、それだけではない。何よりも、アインシュタイン博士の唱えた「相対性理論」の不思議さに魅せられてしまった。この宇宙の中の「時間」や「空間」の成り立ちの不思議。モノのスピードが光の速度に近づくと、長さが縮み、質量が重くなり、時計の進みが遅くなる。純粋な理論から導かれた、数々の奇想天外な結論。

私は大いに心を動かされ、この宇宙の神秘について考えることが、自分の人生のテーマでなければならないと決めてしまった。子どものことだからそれほど深く考え抜いたわけでもないが、地位とか、お金とか、そんなことよりも大切なことがあると確信した。一つの出会い、感動で「生涯の道」が決まってしまったのである。

初志を貫徹し、私は大学で物理学を専攻した。その後、宇宙の神秘について考え、理解することができる人間の脳の能力自体に関心を抱くようになった。私の研究のテーマはいつしか「脳」になった。脳という「小宇宙」が、一三七億光年の「大宇宙」に向き合う。物質である脳の活動から、いかにして私たちの「意識」が生み出されるのか。その原理を解明することを夢見て研究を続けている。

もちろん、宇宙の成り立ちについて考えることが唯一の価値あることではない。子どもの頃、命を助ける医者の物語に感動したり、人を教えることの素晴らしさに心を動かされたり、あるいは新しい企業を創ることの夢に共感していたら、他の人生があったかもしれない。

私の場合には、これまで知られていない宇宙の法則を発見する科学の営みが、とても価値のあることのように思われたのである。

もちろん、科学には人類の未来を切り開く明るい側面だけでなく、様々な副作用をもたらす暗部もある。物質の質量がエネルギーに変換できるという相対性理論の結論は、原子力エネルギーの利用に道を開くと同時に、原子爆弾の開発にも結びついてしまった。そのことを、アインシュタイン博士は一生悔やんでいたという。科学者は、常に研究の社会的意義のことを忘れてはならないだろう。

アインシュタイン博士は、若き日の「相対性理論」を拡張した「一般相対性理論」で宇宙の成り立ちについて考察し続けた。その「宇宙方程式」に基づき、重力で物質が押しつぶされ、そこからは光さえも出ることができない「ブラックホール」や、宇宙創成期の「ビッグバン」の理論が生まれた。

アインシュタイン博士は、この宇宙には上下、左右、前後の空間の三次元に、時間の一次

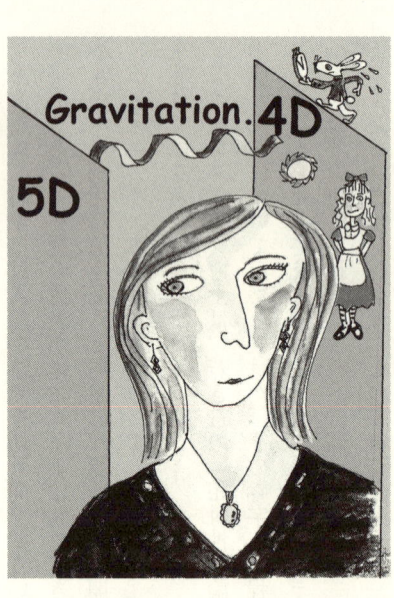

元を加え、合わせて四次元の空間があると考えた。これら四次元時空の中の方程式で、この宇宙の成り立ちは説明できると考えたのである。

最近になって、宇宙には四次元以外にさらに隠れた「余剰次元」があるという理論が登場した。空間には、実はもう一つ次元があるのだが、それが「ワープ」しているので私たちには見えない。そんな、空想科学小説のような理論が、物理学者たちによって真剣に検討されている。

先日、余剰次元研究の第一人者、ハーバード大学のリサ・ランドール教授と対談する機会があった。全米でベストセラーとなった著書『ワープする宇宙』（日本放送出版協会）の訳書刊行を記念して、来日したのである。

会場は、小柴昌俊博士のノーベル賞受賞を記念してつくられた東京大学の「小柴ホール」。女性として初めてハーバード大学の理論物理学の教授となったランドールさんの人気は大変なもので、たくさんの聴衆が詰めかけた。

ランドール教授の言葉で印象的だったのは、科学研究で何よりも必要なのは「献身すること」だという言葉だ。問題はとてつもなく難しい。全身全霊を捧げなければ、解くことはできない、というのだ。

「一番集中していた時期の姿を見れば、誰も私に会いたいとは思わなかったでしょう」

ランドール教授はそう言って笑った。

ランドール教授の理論は、この宇宙は五次元の中の二つの「膜」(ブレーン)からできていて、そのうちの一つに私たちが住んでいると説く。

とてつもなく難しい問題への、限りなき献身。生活に役立つ技術を生み出すという側面も大事だが、やはり、宇宙の神秘を解き明かすという情熱と「感動」が科学の基本になければならないのではないか。

ランドール教授の話に目を輝かす聴衆の姿を見て改めてそう思った。

「正しい変人」に惹かれて

科学者に限らず、学者というものは本来、変人が多い。

世間の常識にとらわれていては、よい仕事ができない。もちろん、人に迷惑をかけるような無神経では困る。その一方で、既成概念など気にもかけず、自らのアイデアで「突破」していくような人でなければ、画期的な業績など生み出せないこともまた確かである。

私自身、子どもの時に科学者を志したのは、「変人」のイメージに惹かれた要素が大きい。相対性理論をつくり上げた世紀の天才、アルベルト・アインシュタインの伝記を読んで、どうしても物理学者にならなくてはと思いこんだのである。

当時の私の脳の中にあった科学者のイメージは、変人そのものだった。二人の学者が、黒板に数式を書きながら議論している。周囲の人間は、一体この人たちは何をしているのかと

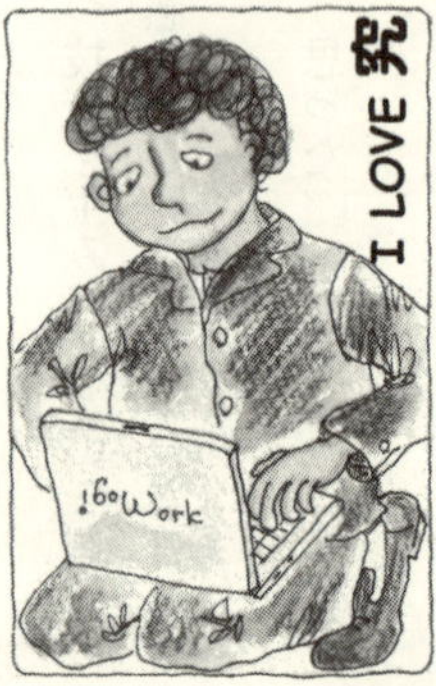

訝しがる。そんなことはお構いなしに二人は議論を続ける。そんな姿が、最高の「ロックンロール」スピリットの表現であるように思えた。

昨今は、科学でも他の学問でも、「わかりやすい」「普通であること」ばかりが強調され過ぎているように思う。常識では計り知れない変人たちの魅力を、社会全体として再評価すべき時期にきているのではないか。

私がイギリスに留学していた時に痛快だったのは、かの国では「変人であること」の価値がきちんと認められていることである。何も学者だけの話ではない。どんな分野でも、日本よりも変人に対する許容度が高かったように思う。

先日、『イギリスはおいしい』（文春文庫）など、一連のイギリスをテーマにしたエッセイで著名な林望さんにお目にかかる機会があった。林さんと話し、「イギリスでは、確かに、変人が大切にされている」「日本ももっと変人を大切にすべきだ」と意気投合し、大いに盛り上がった。

私も林さんも、留学していたのはケンブリッジ大学。そのケンブリッジの街では、ぱりっとしたスーツを着て歩いているような人は、かえって「普通の人だ」と思われてしまうのである。

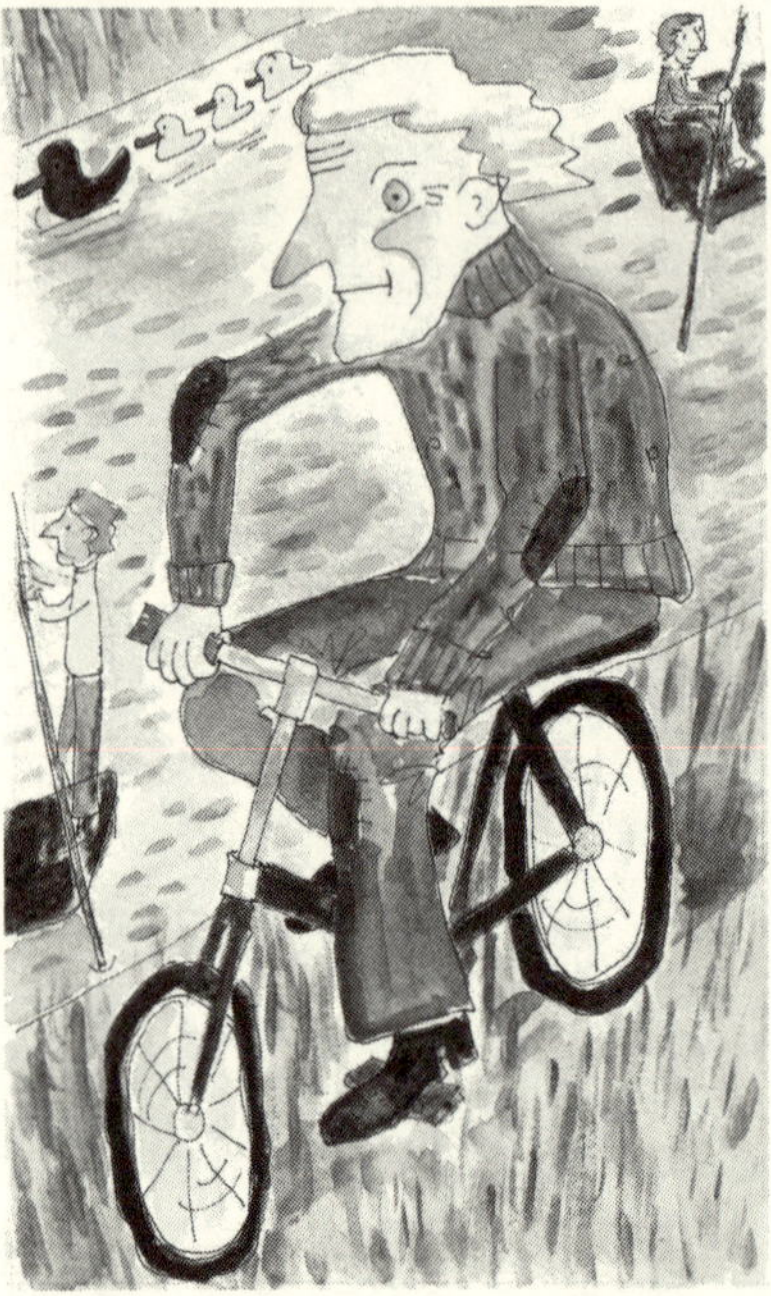

一〇年も二〇年も着ているような穴の開いたセーターをまとい、今にも壊れそうな自転車に乗ってギーコーギーコーと漕いでいる白髪の老人などがいると、「あの人は偉い学者に違いない！」と考える。みすぼらしい服を着た「自転車おじさん」こそが、偉大なる学者にふさわしい姿である。そのように、変人を尊重する風土があった。

私の所属していたのは、ケンブリッジ大学の生理学研究所。そこには、仲間うちでは有名な「オウムおじさん」がいた。おじさんの本職は、大学のマシンショップで工作をする技官。研究者の注文に応じて、様々な実験装置を制作したり、保守、修理したりしていた。

そのおじさんが、なぜ「オウムおじさん」と呼ばれていたかと言えば、自分の居室の壁の至る場所に、所せましと様々なオウムのポスターを貼っていたからである。見たこともないような珍しいものや、目に鮮やかなカラフルなもの。誰もが、その部屋に行くと、本来の用件である実験装置の話だけでなく、おじさんの「オウム話」を聞きたがった。

オウムおじさんだけではない。大学のいろいろな所に、よくわからない変人がたむろしていた。私が滞在した研究室のボスであるバーロー教授は、「進化論」を提案したチャールズ・ダーウィンのひ孫。バーロー教授本人もジェントルマンであると同時に、一筋縄ではいかない変人であったが、そのオーラに惹きつけられるように、様々な「奇妙な人」が出入りしていたのである。

今でも忘れられないのが、時々研究室にふらりと現れては、抽象画なのか具象画なのかわからない謎の絵を見せてまわっていたおじさんである。

その「画家おじさん」が、研究室とどんな関係にあるのか、結局、最後までわからなかった。自作の絵を誰彼かまわず見せては、「これはこんな意味なんだ」と語り続けた。遠い日本から来た私にまで、熱心に絵の説明をしていた。

バーロー教授もその一員だったケンブリッジ大学のトリニティカレッジは、そこだけで約三〇人のノーベル賞受賞者を輩出している名門だ。卓越した知性を醸成するためには、「自転車おじさん」「オウムおじさん」「画家おじさん」のような変人を許容する自由な風土が必要なのかもしれない。

むろん、変人であればよいというわけではない。林望さんとも「そうだそうだ」と合意したのだが、イギリスには、「正しい変人」のあり方についての実に厳しい「ルール」がある。ケンブリッジのような大学街で、人々に愛され、尊敬される変人として認定されるためには、目に見えない「資格試験」のようなものがあるのだ。

何よりも、一つのことを愛し、余人の追随を許さないほど追求する、求道者精神のようなものが必要とされる。生まれ持った自分の個性に安住して、怠けてしまう。そのような人は、「正しい変人」ではない。

「正しい変人」は、自分に対して厳しい人でなければならない。他人の目を気にしないといっても、迷惑をかけてよいわけではない。その思想、活動が、人類にとって有益な作用をもたらすものでなければならない。

「正しい変人」が、日本でも増えないものかと思う。まずは自分自身が「正しい変人」になるよう努力するのが先決というものだろう。

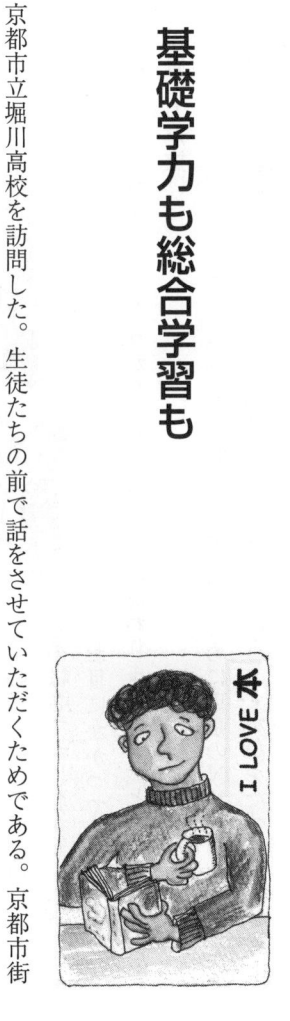

基礎学力も総合学習も

京都市立堀川高校を訪問した。生徒たちの前で話をさせていただくためである。京都市街の中心にある校舎の前に立った私は、少しばかり身構えていた。

堀川高校は、目を見張るような学校改革に成功したことで知られている。一九〇八（明治四一）年に創立された堀川高等女学校以来の伝統を誇る堀川高校は、一時私立高校に押され、進学成績が低迷していた。そこで一九九九（平成一一）年、生徒たちが自らテーマを決め、創意工夫に基づいて調査、研究し、論文にまとめる「探究科」という新しい学科を新設。その結果、京都大学をはじめとする国公立大学への現役合格者数が飛躍的に伸び、その変貌ぶりは、いつしか「堀川の奇跡」と呼ばれるようになったのである。

訪問の日、堀川高校の正門に立った私が、いつもより注意深く周囲の様子を見ていたのに

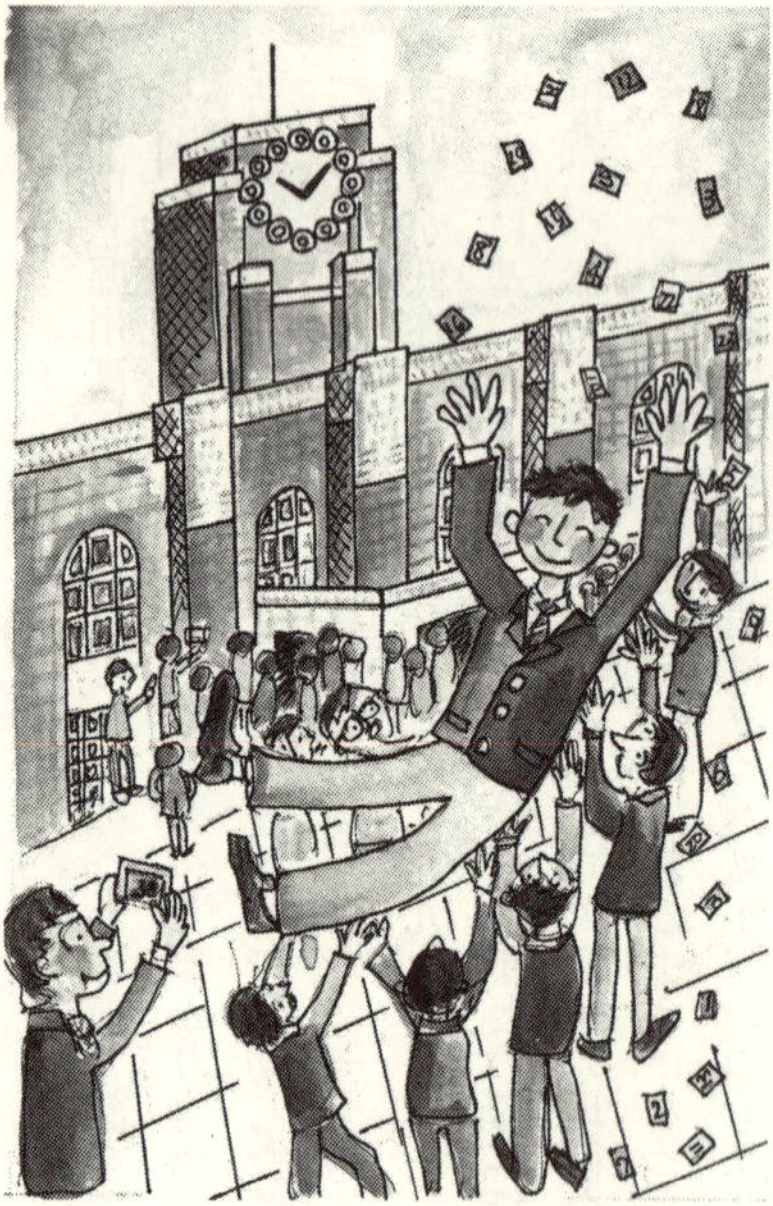

は理由がある。「堀川の奇跡」の立役者で、堀川高校校長の荒瀬克己さんが「プロフェッショナル仕事の流儀」に出演される予定になっていたのである（二〇〇七年一〇月一六日放送）。だから、校内にNHKの取材クルーがいるのではないかと思ったのだ。キャスターの私が取材映像の中に入り込むのはさすがに恥ずかしい。

お目にかかってすぐに、「取材クルーはいないのですか？」とうかがった。「二日前に終わりましたよ」との答え。ほっとして、肩の力が抜けた。

訪問の日からしばらくして、荒瀬さんが番組にご出演のために東京のNHKのスタジオにいらした。番組収録の中で、「堀川の奇跡」についていろいろとうかがった。お話しする中で見えてきた奥深い教育の世界。未だにその余韻が残っている。

それぞれユニークな校風を誇る私立高校には大切な役割がある。その一方で、経済的な理由などで公立の学校に通うしかない生徒もいる。だからこそ、進学実績において公立の学校が頑張るのは素晴らしいことである。

世間で「公立はダメだ」「公立は荒れている」などというもの言いを聞くたびに、私は腹を立てていた。私立が繁栄することは結構だが、それも、質の高い公立の教育があってこそである。京都市における公立学校のイメージを飛躍的に高めた堀川高校の実績は、その意味で特筆に値する。

何よりも素晴らしいのは、詰め込み教育ではなく、学生たちの探究心を引き出す「総合学習」を実行した結果、学力も向上したということである。

「よく、総合学習か、基礎学力かなどと二項対立的に言われますが、本来、両者は同じものではないでしょうか」

柔和な表情の中に眼光鋭く、荒瀬さんはそう言われた。

「基礎学力がなければ、そもそも探究することができない。一方、知りたいという気持ちがなければ、勉強することに深い意味を見いだすことはできない。つまり、探究の姿勢を身につけることで学力も向上することは、当然だと思うのです」

堀川高校の探究科の生徒は、約一年半をかけてそれぞれの決めたテーマについて研究し、その成果を発表する。課題はいわゆる文系から理系まで、幅広く、深く、専門的である。場合によっては、大学と連携して研究を進めることもあるという。もはやそれは、高校生の「自由研究」の範疇《はんちゅう》を超えている。

世間でいわゆる「進学校」ではなかった時代にも、堀川高校の生徒は素晴らしかった。それぞれの個性を伸ばしていた。人生というものは、そもそも、大学への進学だけで測れるものではない。そう、荒瀬さんは強調する。

奇跡と呼ばれる改革と言っても、決して過去を否定するのではない。過去のよいところは残したまま、新しい手法を取り入れる。

「私たちは、石橋を叩いて渡るのです」

荒瀬さんはそう言われた。「堀川の奇跡」の原動力になった「探究科」にしても、そうすれば子どもたちの学力が伸びるという諸外国を含めた実績を研究し、慎重に検討した上で導入したのだという。

「生徒たちの人生は、やり直しができませんから」

私の目をのぞき込むようにして肯く荒瀬さんの表情に、真の教育者の面影を見た思いがした。

「堀川の奇跡」と呼ばれるようになったのは、京都大学をはじめとする国公立大学に多数の生徒が現役合格するようになったから。しかし、高校の評価が大学の合格者数だけでなされてしまいがちなことについて、荒瀬さんは本当はそれではいけないのだと残念がった。

「数字の背後には、一人ひとりのかけがえのない人生があるのです」

荒瀬さんが堀川高校の校長をしていてうれしかったことの一つ。ある事故で多数の方々が亡くなった時に、新聞に投書をした生徒がいたのだという。

「私たちは、死者の数が何人だから大きな事故だと思ってしまう。しかし、一人ひとりの命の重さを考えれば、一人が亡くなっただけでも、大きな事故なのです」

そんなことを考える生徒が育つことが、真の意味での「堀川の奇跡」なのかもしれない。

偏差値や大学ランキングの数字に振り回される。京都大学のような名門に合格すれば喜ぶ。自然な心の動きではある。それでもなお、数字の向こうにある人生そのものを見つめることをあくまでも忘れないでいたい。

無邪気な友情さえあれば

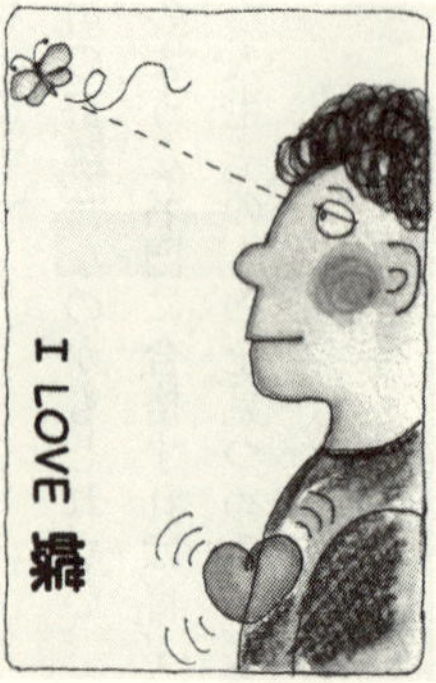

解剖学者の養老孟司さんは、私が「師匠」として心から尊敬する人である。言うまでもなく、学問的にも優れている。それだけでなくて、人間としても魅力がある。何とも言えない「覚悟」の凄みを感じる。世間との関係について、一度徹底的に悩み、考え抜いた人だけが達することのできる悟りの境地があるのである。

まだまだ世間の付き合い方に迷ってばかりいる私からは、養老さんは肝がどしりと据わっているように見える。孔子の論語「為政篇」にある「吾十有五にして学に志す」「三十にして立つ」「四十にして惑はず」ではないが、うまく歳を重ねていけば養老さんのようになれるのかなと思う。私が一〇年前に出版した『脳とクオリア』（日経サイエンス社）を養老さんは『読売新聞』の書評で取り上げてくださった。それ以来、親しくお付き合いさせていただいていることは、有り難いことである。

ある時期から、養老さんがしきりに「藤森さんがね」と言うようになった。

「藤森さんがね、屋根にタンポポが生えている家をつくってね」

「藤森さんがつくったニラが屋根から生えている家を見てきたよ」

「藤森さんがね、縄文の話をするんだけれども」

養老さんがしきりに「藤森さん」と言われていたのは、東京大学教授の藤森照信さんのことだった。その口調からも、親しみと敬愛の情が伝わってきて、私は心を動かされた。

藤森さんは長年日本建築史を専攻されてきたが、四〇代半ばにして、ご自身でも建築作品を発表し始めた。養老さんが言及されていたのは、「タンポポハウス」と呼ばれる藤森さんのご自宅と、「ニラハウス」と呼ばれる美術家の赤瀬川原平さんのご自宅のことだったのである。

赤瀬川さんと藤森さんは、「路上観察学会」を名乗って街中にある不思議で面白いものを発見し、世に公表する活動をされてきた。そのあたりの動きに、養老さんも共感を寄せている。

養老孟司、赤瀬川原平、藤森照信。

錚々たる人生の先輩方の熱い共闘関係に、私は、これがイギリスで言う「オールド・ボーイズ・ネットワーク」（学友など、昔から活動を共にしている人どうしの交友）だなあと密かに憧れを感じていたのである。

養老さんが、四〇〇万部を超す大ベストセラーとなった『バカの壁』（新潮新書）の印税で建てた箱根の「養老昆虫館」の設計が藤森さんだと聞いた時、「やっぱりなあ」と思った。実際におじゃまして、屋根に草が生え、まるで長い間そこに建っていたような落ち着いた風情に魅せられた。

藤森さんの建築はいい。その藤森さんと養老さんの友情もうるわしい。その輪の中に、赤瀬川さんという素晴らしい美術家がいる。何ともうらやましい交友関係である。

藤森さんの建築は、鉄筋とコンクリートを用いて文化や環境の束縛から自由になった造形を志向する「モダニズム建築」とは異なる風合いを持っている。信州は茅野のご実家の近くに建てたという茶室「高過庵」。山から切り出してきたという栗の木二本の上に建つその姿は、奇抜なようでいて、里山の風景の中に溶け込んでいる。

強度計算や素材の選択などにおいて、現代の技術の粋を駆使しながら、まるでファンタジーの世界からふわりと舞い降りたような高過庵の姿。そして、つくった人自らが「高過ぎる」と命名するユーモアのセンス。養老昆虫館を、養老さんご自身が「バカの壁ハウス」と呼び、イラストレーターの南伸坊さんに「馬」と「鹿」の絵を描かせる諧謔《かいぎゃく》趣味にも通じる、骨太の遊びの精神を感じるのである。

先日、その高過庵を、藤森さんご自身の案内で見学する機会に恵まれた。強く心を動かされたのは、藤森さんの故郷の里山の何とも言えない美しさである。長年にわたって人々の手入れが行き届いた落ち着いた景観に、諏訪大社を中心とする信仰のかたちが加わって、密やかだが心に沁みる聖地の佇まいがある。

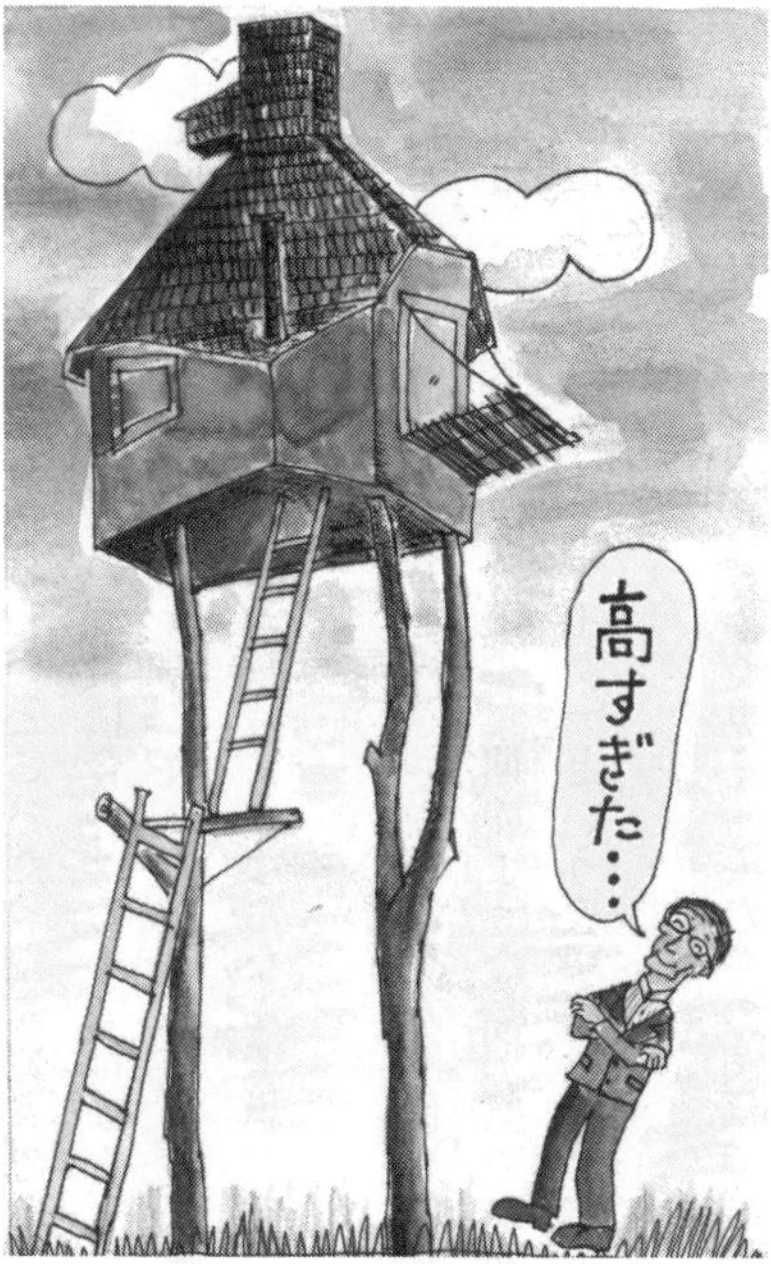

「ボクは自分の育った環境がそんなに特別なものだとはずっと思っていませんでした。大人に

なってから、やっと素晴らしいところだったんだと思えるようになったんです」と藤森さん。

いたずらに大きな世界の流儀に合わせるのではなく、自らの内なる、そう簡単には言葉にならないものに寄り添う。世間に大いに受け入れられた藤森さんの建築の原点は、まだ建築史家にも、建築家にも、大学教授にもなるなんて思わずにいたであろう幼少の時にあったのである。

私自身の親友、盟友たちとのささやかな交友関係をふり返ってみても、そこには社会の利害関係など介在しないまるで少年期のような無邪気さがあるように思う。英語で言う「オールド・ボーイズ・ネットワーク」という表現には、そのような邪心のなさがニュアンスとして含まれているのであろう。

世間から見たらどんなに偉く見える人たちの関係でも、その根底には夕暮れまで夢中になって遊んだ少年のような純真な気持ちがある。

藤森さんと一緒に高過庵を見上げながら、友たちとの関係を野山を駆けめぐるような純粋な気持ちで育んでいくことの大切さを思った。そうすれば、それぞれの人が、いつかささやかな美しい場所に辿りつくことができるかもしれない。友情があれば、子どもの頃の純真さを失わないでいられる。

働くことに目覚めた少年

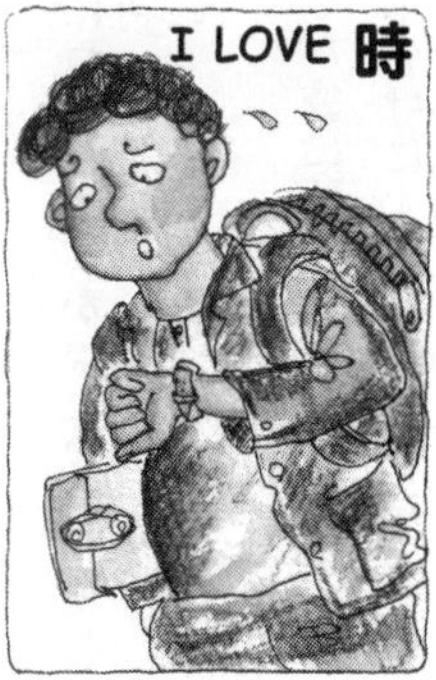

師走とはよく言ったもので、この時期は例年本当に忙しい。毎日、朝から晩まで目いっぱい手を動かし、頭を働かせ、走り回っているような気がする。

民間企業の研究所に籍を置き、同時に大学にもかかわる。自分自身の研究はもちろん、大学院の学生たちの指導をし、原稿を書き、講演をし、テレビ番組の収録をする。ぎりぎりのところで何とかしのいでいる。もう少しゆったりとしたいとは思うが、目の前に仕事があるんだから仕方がない。

先日は、取材のため空港にタクシーで向かいながら、必死になってキーボードを叩いた。三〇枚の原稿を仕上げ、ターミナルに着いてからまた空いている椅子を探して書き続け、完成したものを送信した。それから一緒に飛行機に乗る知り合いに電話をした。

飛行機の中では、書評をする本を読み、脳研究のテーマについて考え、学生に出す指示を検討した。それから、少し仮眠した。現地に着けば、またすぐに仕事である。いくら何でも、働き過ぎのような気がする。

忙しくなったのは最近のように思っていたが、考えてみると、私は子どもの頃から手を動かすのが好きで、いつも何かをしていたような気がする。それが世間から「働いている」と評価されるようなことかどうかは別として、常に身体を動かさないと気が済まない性分のようなのである。

自分の性格がどのようにして形成されたかは、過去をふり返ると探ることができる。脳の中で記憶は編集され続ける。立ち戻り新しい意味を見いだすことで、過去を育てることができるのである。

小学校二年生の時、私には欲しいおもちゃができた。母親にねだればよかったのだけれども、私は「働いてお金を稼ぐ！」と宣言した。母親も何を思ったのか、「それじゃ、ご近所の八百屋さんで働いたら？」と言った。

それで、母親が八百屋さんに話をつけて、「モヤシをビニール袋に詰める」というアルバイトをした。箱の中にモヤシがたくさん入っていて、それを小分けにするのである。

冬だった。店先は寒風が吹きすさび、立っていると身体が震えた。小学校の六年間を、私は半ズボンで過ごしたのだが、道行く人は、熱心な子どもだと思ったか。あるいは、不憫《ふびん》だと感じたか。いずれにせよ、当時の私にはわかるはずもない。

仕事は面白く、私は熱心にモヤシを詰め続けた。子どもがそうやって八百屋の仕事を手伝っているのが珍しかったり、面白かったりしたのだろう。モヤシは、よく売れた。そのうち、慣れてきて「いらっしゃい！」と声を上げたりした。代金を受け取ってお釣りを渡したりもした。気分だけは、いっぱしの八百屋さんという感覚だった。

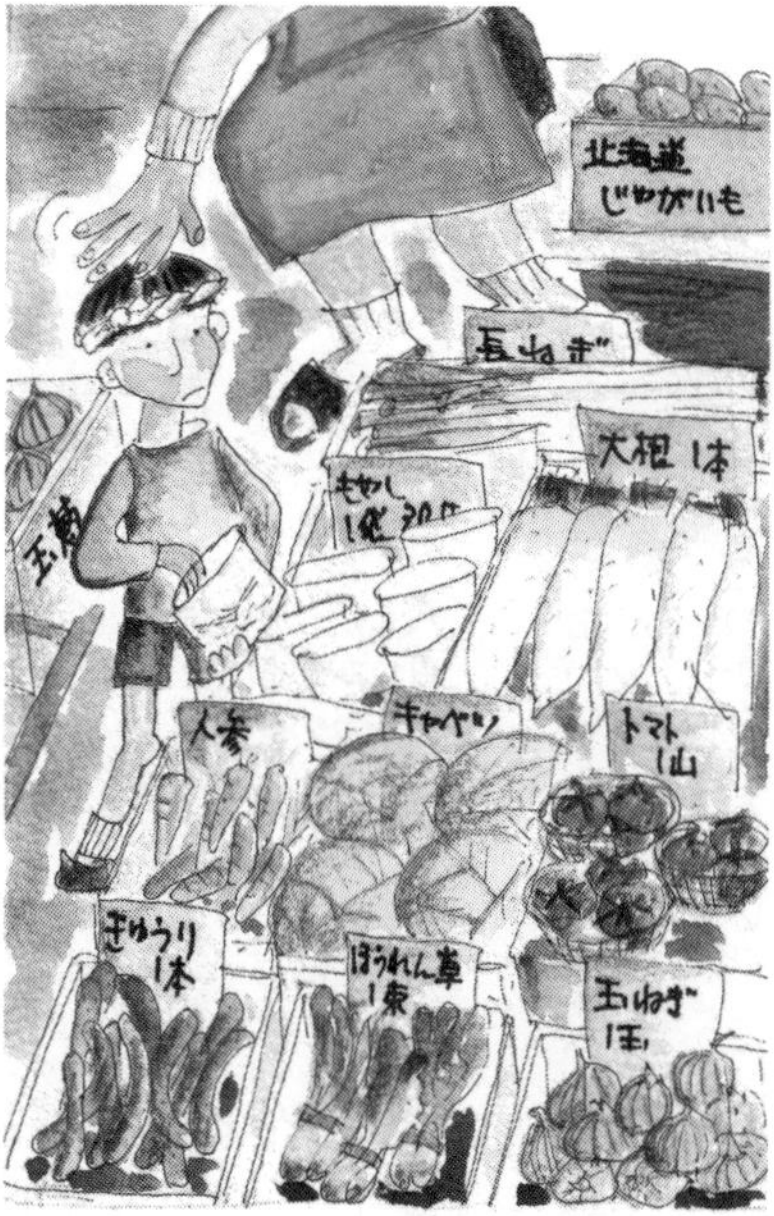

一時間か二時間ばかり働いて夕ご飯の時間になると、私のお役目は「御免」となった。八百屋の御

主人は「ご苦労さま」と一〇〇円玉を幾つかくれた。少し誇らしい気分だった。

そのようなことを、一週間ばかりも続けただろうか。私は目標のお金を貯めて、そのアルバイトを辞めた。貯まったお金で何を買ったのか、今となっては記憶がはっきりとはしない。ふり返ると、ちょっとおかしな点もある。本当のことを言えば、それは「労働」と胸を張れるような代物ではなかったかもしれない。私が店先にいることが、どれくらい役に立ったかはわからない。きっと、八百屋の御主人は心の中で苦笑いしていたことだろう。裏では、母親と八百屋さんの間で、

「健ぼうが、一人前に働きたいなんていうから、真似事だけさせてよ」

「しょうがないなあ。じゃあ、ちょっとだけだよ」

と話ができあがっていたのかもしれない。

ただ、後にも先にも私がお店でアルバイトをしたのはこの時だけだった。わずか一週間の体験だったが、今でも強烈な印象として残っている。

思えば、学生時代から、実によく働いた。公立の中学校から、国立大学附属高校に進学すると、近所の人から「うちの子の家庭教師をしてくれ」と依頼された。高校一年の時から、家庭教師をしてお金をいただいた。大学生になると、家庭教師に加えて塾の講師をした。夏

期講習では、朝から晩まで授業をして喉を嗄《か》らした。

予備校の模試の採点のアルバイトをしたこともある。一〇〇〇枚近くの解答用紙を持ち帰って、一生懸命に赤をつけた。途中で気が遠くなったが、学生にとってはよいお金になった。

現在に至る働き漬け。お金をもらうかどうか、社会的に評価されるかどうかは別として、ずっと何かをやり続けてきた。今思えば、小学校二年の冬の八百屋さんでのアルバイトが原点になっているような気がしてならない。

「あら、健ちゃん、頑張っているね」

そんな風にほめられるのが、顔が赤くなるほどうれしかったことをよく覚えている。

人間には他人からの承認欲求がある。他人から評価されると脳の中ではドーパミンが放出され、その時の行動が強化される。あの一週間で、私の脳の中で「仕事をすること」に関する強化学習が成立したのかもしれない。

働くことは尊い。そのことをいくら言い聞かされても、実際に体験しなければわからない。重要なのは、実感である。自分の子どもの頃をふり返っても、働いて他の人の役に立つことの喜びに、できるだけ早いうちに目覚めることが大切だと思う。

第四章　脳は話し上手、聞き上手

本章のあそびかた

広大な無意識が「私」を支える

人生の成熟をみる一つの指標は、自分や他人の中の無意識とどのようにかかわることができるかという点にあるのではないか？

私たちの心の中には、広大な無意識の「大洋」がある。そこで何が起こっているかということは、基本的に意識によっては把握も制御もできないものと思わなければならない。下手にコントロールしようとすれば、かえって危うくなる。制御できない無意識の中から何が浮かび上がってくるか。そのことを楽しみにゆったりと過ごしているのが一番よいのである。

私たち一人ひとりが内側に広大な無意識を抱えているという事実を認識することは、特に、現代のように情報のネットワークが張り巡らされ、記録や計画が精緻化されていく文明の中において、きわめて大切な意味を持つ。

インターネットの登場により、ともすれば、私たちはすべてのことに情報のタグが付けられ、検索可能になっているという「幻想」を抱く。極端なことを言えば、「インターネット上に存在しないものはこの世にないのと同じである」というような印象すら抱くことがある。

しかし、現実にはそのようなことはない。インターネット上の検索で引っかかってこなくても、実際にちゃんと存在しているものなど無数にある。むしろインターネットというものは、私たちが経験し得る世界のごく一部だけを情報化、明示化しただけであって、それ以外の「もの言わぬ広大無辺」にどのような思いを馳せられるかということが、現代の私たちの想像力が試される、もっとも肝要なる局面だと言えよう。

脳の中の一千億の神経細胞の活動のうち、私たちが意識できるものはごくわずかである。ほとんど大多数の神経活動は意識されないまま、しかし私たちの「生きる」現場を支えている。同様に、世界がどれだけ情報化され、ネットワーク化されても、必ずそこからこぼれ落ちるものがあるのだということを、私たちはしっかりと見極めなければならない。

もちろん、私たちが住むこの巨大な世界について、曲がりなりにもなにがしかの把握ができるようになったということは、人類の文明が進歩した何よりの証拠である。

例えば、地球温暖化の問題。

温室効果ガスの影響により、地球の気候が変動することが科学的知見としてかなりの蓋然性をもって予想され、その対策が各国の政策課題として浮上している。太古の人類にとっては果てしない広がりを持っているように思われた大地や大空が、実は限りあるものであった――そのような認識革命に人類が至ったことの意味は、きわめて大きい。

完全に把握するには、世界はあまりにも広大である。

しかし、より多くのことを知ろうとする試みを放棄してはいけない。一方では明示的な知の体系を志向し、他方では無意識の広大なるを知る。自然が、人為では把握できないような底知れぬ広がりを持っていることを真摯に受け止める。自然への無意識の共鳴こそが、これからの人類にとっての課題となる。

忙しさを楽しめるか

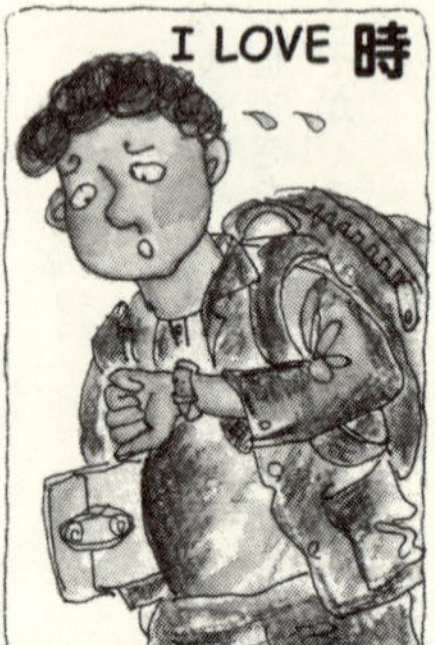

子どもの頃、家の近所を歩いていると、時々干からびたミミズを見つけた。なぜ、そんなところに出てきてしまったのか。人間とは遠く離れた小さな生命でも、不憫に感じた。
しかし、よく観察すると、必ずしも悲しむべき光景ではないとわかった。ミミズの死骸には、しばしば、アリが群がっている。ご馳走を巣に運ぶ列ができている。一匹のミミズが死ぬことによって、たくさんのアリが生きることができる。ミミズの死はちゃんと役に立っているのである。
地球温暖化、エネルギー資源の枯渇、水不足、食料問題など、地球規模の環境問題が深刻化する中で、自然がもともと秘めている循環のメカニズムに対する関心が高まっている。
自然の仕組みを見ていて驚嘆するのは、何事も無駄にはならないということである。自然は一つの命の死によって生み出される「果実」を利用し尽くす。一つの生命が終わることで、他のたくさんの生命を育むことができる。

文明の中に生きる私たちは、自然がいかに精妙なシステムをつくり上げているかという事実を忘れてしまっている。自然が何億年もかけて積み上げてきたメカニズムの巧みさを、時々自然の中に帰って思い出す必要があるだろう。

しばらく前に、秋田県から青森県にかけて広がる白神山地の森を歩いたことがある。世界遺産に指定されている手つかずの大自然。ブナの原生林の中では、命が常に交代している。ブナの寿命は短く、せいぜい三〇〇年で枯れる。木が倒れた後にできた空き地に太陽の光が注ぎ、次の世代の木が芽生える。役目を終えた倒木にはキノコが生え、苔が覆い、様々な昆虫の住処となる。ブナが生え、育ち、やがて死ぬ。そのようなサイクルを通して不断に更新されていくからこそ、様々な生きものが息づくことができる。そのような有り様を観察していると、自然の精妙な循環のメカニズムに驚嘆させられ、脳が深いところで癒やされていく。

人間の脳は、これまでにつくり上げたどんな人工的システムよりも、むしろ森の精妙な生態系のほうに似ている。脳の中に張り巡らされた神経細胞のネットワークは、まるで森の中の生きもの同士がつくり出す関係性の網のように複雑な様相を見せる。自然の中に入ると心が安らぐのは、自分自身の似姿をそこに見いだして、無意識のうちに共鳴が起こるからである。

「プロフェッショナル 仕事の流儀」のゲストに、アイガモ農法を実践する古野隆雄さんがいらした（二〇〇七年七月二四日放送）。

アイガモ農法は、究極の循環型農業である。雑草は食べるが、稲は食べないというアイガモの習性を利用して、農薬を使わずに除草をする。アイガモは、虫も食べてくれる。アイガモの糞は、作物を育む大切な肥料になる。さらには、育ったアイガモたちは美味しい鴨肉として出荷される。

米をつくると同時にアイガモを育てる手法は、「アイガモ水稲同時作」と呼ばれる。アイガモのおかげで、環境に影響を与える農薬を使わずにお米を収穫し、さらには鴨肉も手に入れることができる。すべてはアイガモのおかげ。古野さんが「一鳥万宝」という言葉を使うのも肯《うなず》ける。

スタジオに再現された水田の中で、無我夢中になって餌をついばむアイガモたちの愛らしい姿に魅せられた。

「アイガモ農法を始めると、田んぼに行ったまま帰ってこないと奥さんに叱られる人が続出するのです」

と古野さんは言う。確かにそれだけ惹きつけられる光景だった。

「こいつらにとっては、仕事がすなわち遊び、遊ぶことが仕事なのです」

古野さんの言葉に、私たちの人生もそうありたいと思った。

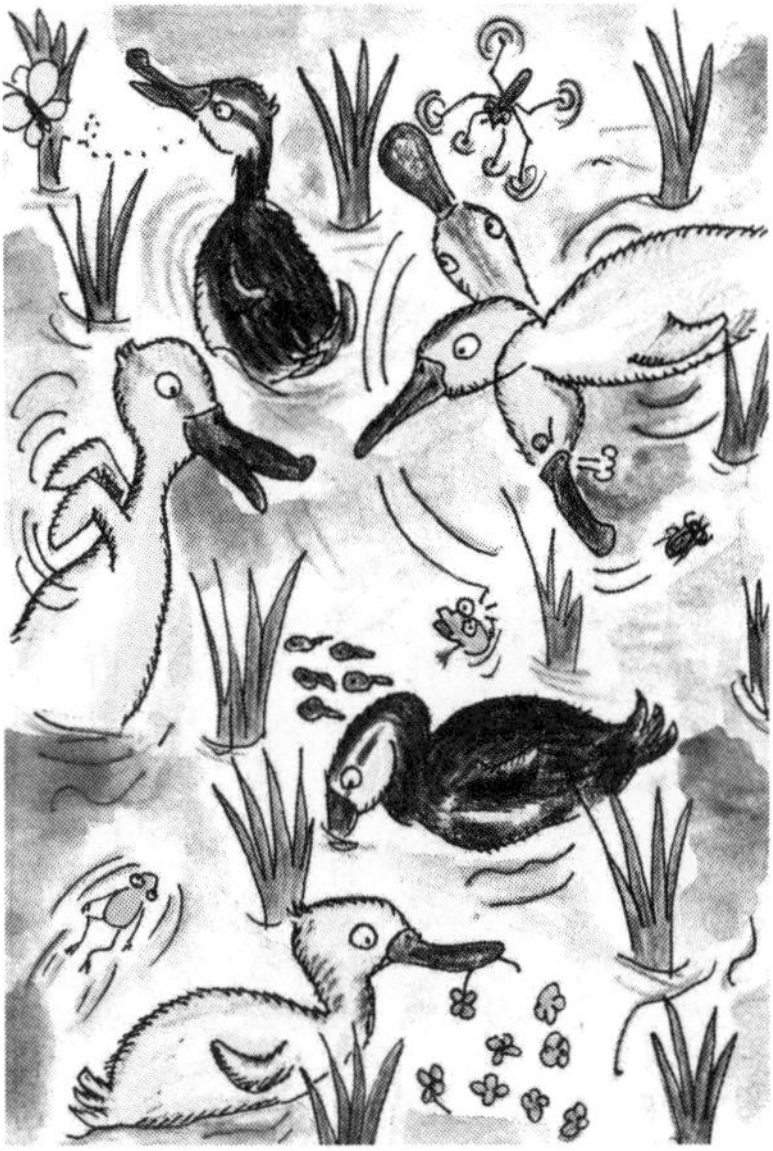

難しいとされたアイガモ農法を、古野さんは稲の苗を通常より大きめにする、野犬による被害を避けるために水田をフェンスで囲むなどの、細かい工夫の積み重ねによって成功させた。

アイガモたちが水田に放たれるのは、生後一週間後くらい。かわいい姿を見ていると、やがて食べられてしまうというのは哀れな気持ちもするが、そのような感情は、自然の循環ということを見据えていない、都会人の感傷に過ぎないのだろう。

人間は、文明を築き上げ、自らを自然の循環から切り離した。死んだ後も遺体を火葬にするなどして、死ぬことがすなわち他者を生かすことであるという自然の摂理から逃れている。自然に向き合うこと、環境のことを考えることは、本当はよほどの覚悟を必要とすることではないかと思う。農薬を使わない「有機農法」も、自然の摂理の過酷さを考えれば、きれいごとばかりも言ってはいられないはずだ。

自然の厳しさを思えばこそ、アイガモたちの楽しそうな様子を眺めていると、それがこの世につかの間出現した奇跡のように思えてくる。

農薬で雑草や虫を根絶やしにする方法は、「制御」という視点から見ると容易である。一方、アイガモを使う農法は手間がかかる。しかし、考えてみれば自然の中で生きるということは本来面倒なことではないか。

自然と本気で付き合おうと思ったら、手間を惜しんではいけない。アイガモ農法を実践する古野さんは、とにかく忙しい。それが同時に楽しいことであるという事実の中に、自然と共生する未来へのヒントを見る。

忙しいことを楽しんでこそ開かれる新しい世界があるのである。

なぜ多様性は大切なのか

一九六二（昭和三七）年に生まれた私の子ども時代は、日本の高度経済成長期だった。今となっては信じられないことであるが、日本は毎年一〇パーセント以上の驚異的な経済成長率を誇っていた。

あの頃は、まだまだ東京郊外にも自然があって、人々は文明的な生活に対する希望に胸をふくらませていた。「電子レンジがあったなら、私の生活こんな風……」と、電化生活への憧れを歌うコマーシャルが流れていたのをよく覚えている。

人間の脳は贅沢なもので、いつでもその時々にはない希少なものを求める。周囲に自然があふれている間は、文明生活に憧れる。都市化が進み、モノがあふれてみると、今度は手つかずの自然に触れたくなる。希少なものに触れることが、脳が全体性を回復し、「癒やし」

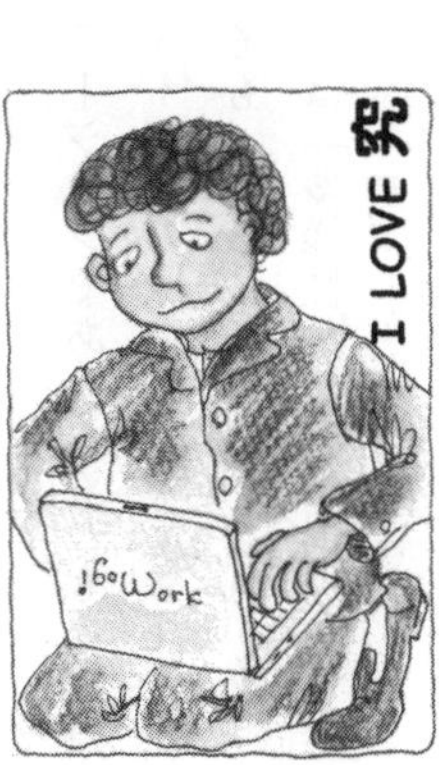

を経験するきっかけになる。自然が、現代人の心を癒やすゆえんである。

科学者には、子どもの頃昆虫少年だった人が多い。私の場合は蝶を追いかけていた。豊かな自然というものがどのようなものかは身に染みて知っているから、時には本物に触れたくなる。とりわけ、様々な植物や動物が共生する生物多様性の高い自然を求める気持ちは強い。

短い夏休みを利用して、ボルネオに出かけた。東南アジアの熱帯雨林は、世界の森林の中でももっとも古い歴史を持つ生態系と言われている。とりわけ、世界で三番目に大きい島であるボルネオ島は、地球上でももっとも生物多様性に恵まれている場所の一つとされる。

ボルネオの北側は、マレーシア領になっていて、サバとサラワクの二つの州がある。サバ州の州都コタ・キナバルに飛び、そこからさらに東側にある自然保護区の近くの空港へと飛行機を乗り継いだ。

空港からの道の両側は、延々と続くパーム椰子のプランテーションである。もともと食用油などの需要が高い栽培品であるが、最近ではバイオ・ディーゼルの原材料としても注目されている。その商品作物としての有用性は理解できるとしても、どこまでも広がる気が遠くなるほどのエリアが、たった一つの樹種で覆われている光景は「多様性」という視点からは寂しい。

熱帯雨林には、本来、様々な樹種が混在している。だからこそ、数多くの生物種が暮らすことができる。いろいろな個性を持った生物種が、お互いに密な相互依存関係を持って結びつく。そのような複雑で豊かなネットワークこそが、生物多様性の本質である。

農耕に頼る私たちの生活は、自然が育んできた多様性を犠牲にすることで成り立っている。熱帯のプランテーションだけの話ではない。日本の水田地帯も、また同じことである。

車を二時間近く走らせた頃、やっと目的地である「タビン野生生物保護区」に着いた。サバ州最大の面積を誇る熱帯雨林。しかし、道路を挟んですぐそばまでパーム椰子の木々が迫ってきている。パーム椰子には罪はないが、その姿は、サンゴ礁の海を侵食していくオニヒトデの大群を思い起こさせた。

なぜ、生物多様性を守る必要があるのか？　少数の生物種だけからなる生態系は、環境の変化に弱い。多様な生きものがいることで、地球の生命システム全体の強靭さが増す。様々な生物種の中には、人間にとって貴重な資源となるものが含まれているかもしれない。とりわけ、医薬品などに転用可能な物質をつくり出す植物などがあるかもしれない。

多様な生物を育む生態系自体に価値があることは言うまでもない。かけがえのない意味を持つ地球の宝。その素晴らしさの本質は、様々な生きものが息づくジャングルの中に身を浸

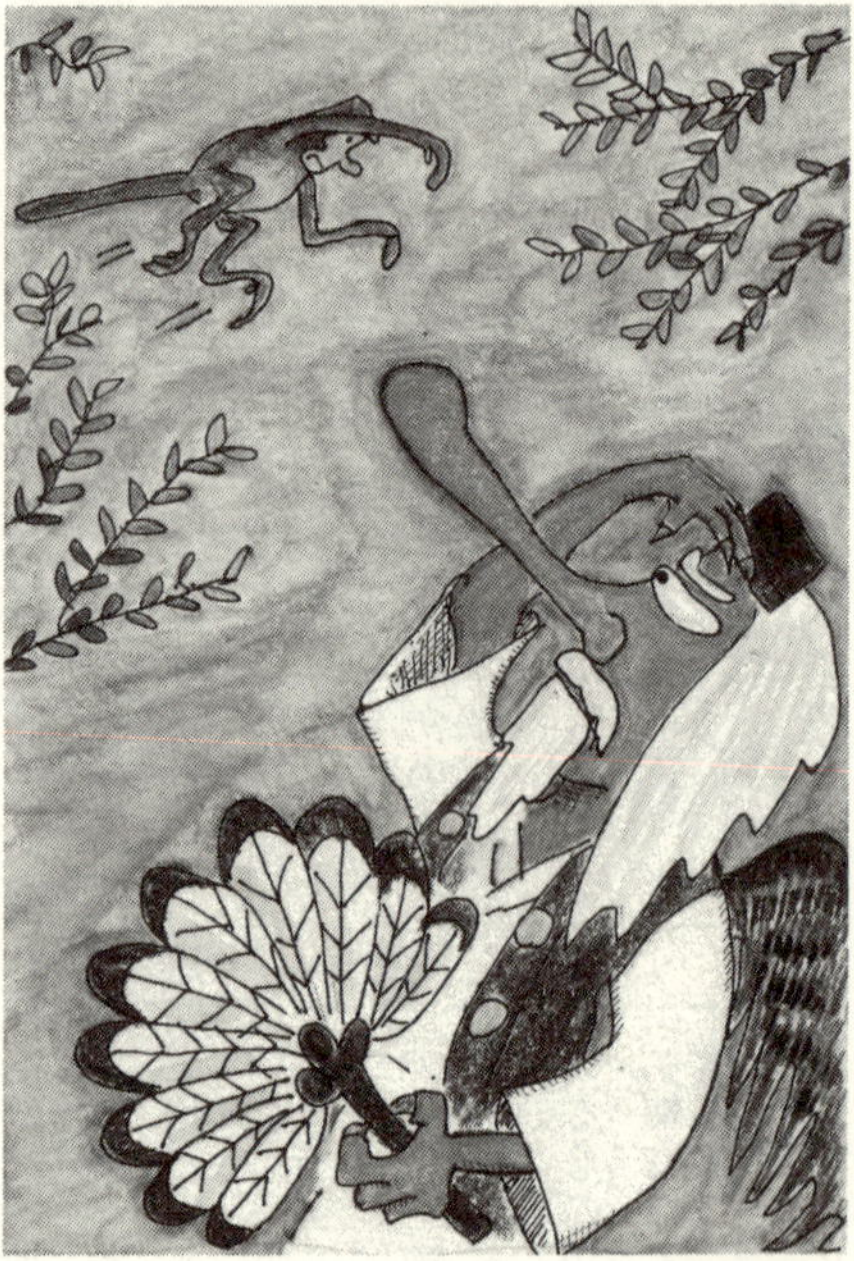

してみるとつくづくわかる。

私たちは、ついつい特定の生物種に目を向けがちである。ボルネオで言えば、オランウータンやテングザルなどのほ乳類、美しく羽ばたく大型の鳥であるサイチョウなどに注目が集まる。

しかし、本当の主役は熱帯雨林そのものであり、その中に蓄積されてきた生きものの間の奥深い関係性という「文化」である。自然の中に蓄積されてきた関係性のネットワークの支えがあって、初めてオランウータンやサイチョウも棲息することができる。

ジャングルの気配に包まれていると、次第にたくさんのものに注意を向けることができるようになってくる。様々な生きものが飛び交い、這い回り、隠れている。鳥や猿やカエルや虫たちの鳴き声が、豊かなシンフォニーのように聞こえてくる。次第に、脳の中で何かが目覚めてくる。

自然保護区の一角にある川をクルーズした時のこと。夕暮れが近い川沿いの森に、様々な動物が集まり、佇んでいた。

テングザルの群れがいた。現地のガイドたちも、日本語の名前とその元となった「天狗」という伝承をよく知っていて、しきりに「テングザル」と連呼する。見上げる私たちのはるか上空で、テングザルが梢から梢へと大ジャンプした。本物の天狗様のように見えた。

天真爛漫に遊んでいるかのようなテングザルの姿。彼らが普段口にする食べものも、子どもを育てる茂みも、すべてジャングルという生態系の恵みである。

日本の天狗も、山を覆う照葉樹林に棲む生物の多様性があってこその想像物。生態系の多様性は、生物だけでなく人間の創造性をも育む。ボルネオのジャングルの中で、生物の多様性を守ることの大切さを痛感した。

雑草ガーデニングに学ぶ

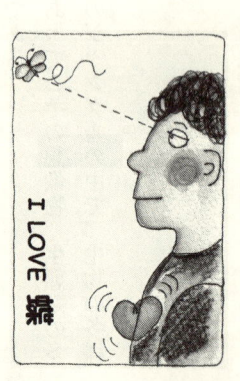

サッカーはやるのも見るのも好きである。もっとも、最近はどちらも、あまりその機会がないことを残念に思う。

イギリスに留学していた時、かの国ではどこにも芝生があるのでびっくりした。広々と、手入れの行き届いた緑地。近所のごく普通の学校の校庭も一面、芝生で覆われていた。どうやら芝生のような丈の短い草はイギリスの気候に合っているらしく、至るところに気持ちのよい緑地が広がっている。寝ころぶと青空が目に染みる。芝生と陽光さえあれば、あとはもう何もいらないという気分になる。

サッカーをやるにしても、芝生の上ならば気持ちがよい。ひるがえって日本の学校のグラウンドを思い返せば、土埃の舞うむき出しの地面である。聞くところによると、芝生は設置

も維持も大変な費用がかかるという。日本の風土に合った芝を開発できたら、日本のサッカー少年たちの足元をやさしく支えてくれるだろう。

イギリスに滞在して、彼の地の芝生の背後にある、思わぬ事情に気付いた。小さな一軒家を借りて住んでいた。庭は綺麗な芝生で、これはいいやと喜んでいたが、一ヵ月もすると草がぼうぼう生えてきた。一体どこからこんなに、と呆れて調べてみると、葉っぱがギザギザなのや、花が赤いのや、茎が白いのや種類がいろいろある。

なるほど、イギリスの緑地は放っておけば芝生になるのではなくて、絶えざる手入れが必要なのだとわかった。放置しておけば、日本の空き地に負けず劣らず繁茂状態となってしまう。それを熱心に刈り込んでいるからこそ、美しく平らな緑地になる。

子どもの頃、蝶を追いかけるのが趣味だった私としては、草を伸ばして花を咲かせたら、どのような蝶が来るか興味津々であった。ところが、「ご近所の目」というものがある。家の借り主の最大の責務の一つは、きちんと草を刈って芝を手入れしておくことらしい。いわゆる「芝草」でなくても、短くさえ刈っていれば、どうやら芝らしくなる。頭の中では雑草が茂っている庭の様子を夢想しながら、仕方なしに定期的に草を刈った。

「雑草」などという名の草は、本当はない。人間の都合で決めただけのことである。生物的多様性という視点から見れば、少数の有用植物だけでなく、様々な雑草が生えているほうが豊かである。地球の生態系のことを真剣に考えなければならないこれからの時代、雑草といえば目の敵のようにして刈ったり、抜いたりしているだけでは駄目である。私たちは、雑草に対する考え方を改めなければならない。

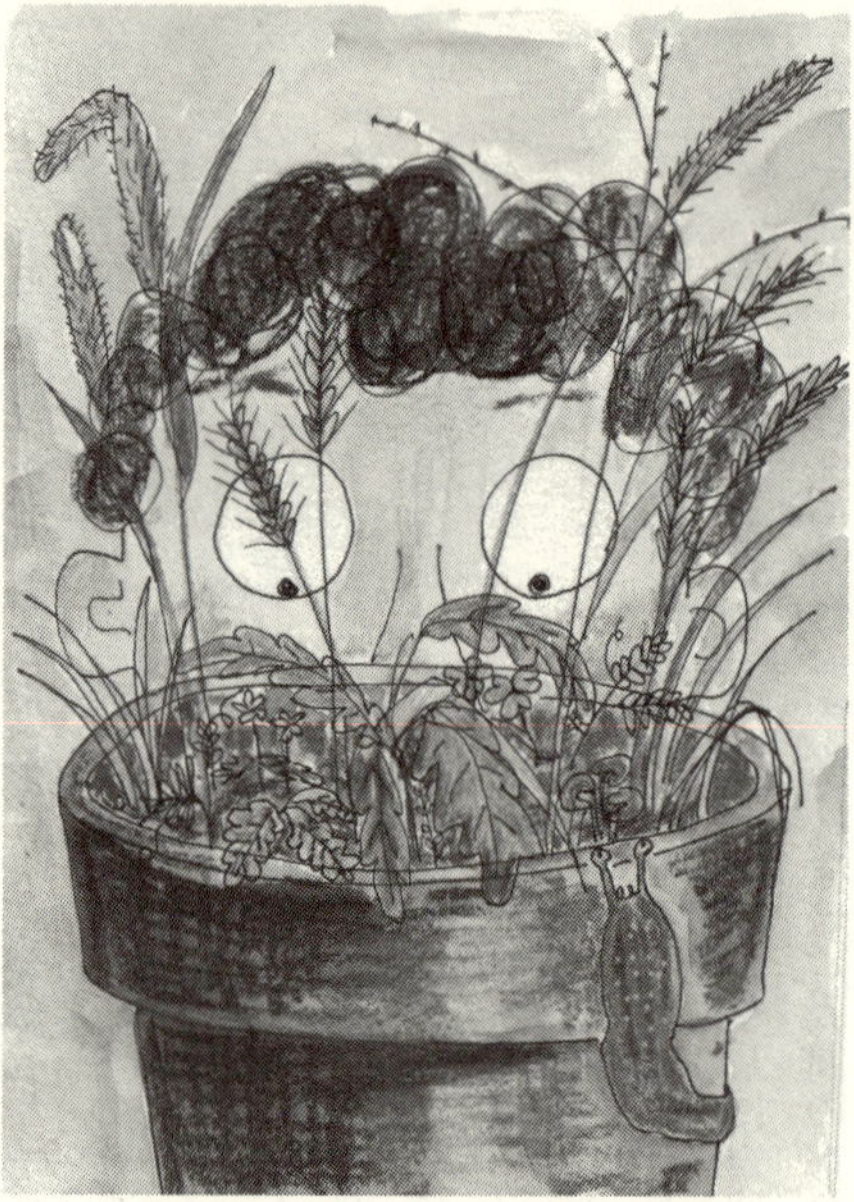

いちいち種類を調べて同定するのは面倒だから、とりあえずは「雑草」という名前を使うのは仕方がない。一つひとつの草の生命のかけがえのなさに対する尊敬と愛情を込めて「雑草」と呼ぶことにしたらいいと思う。

私は植物を育てるのが趣味で、時々鉢植えを買ってくる。大学生の時は、ランを育てることにはまった。胡蝶蘭などはずいぶん難しくて苦労した。最近では、もっと手軽に世話のできる鉢植えを買ってくるようにしている。

もちろん、水をやったりというような世話はするが、できるだけ手間をかけないようにする。そのうち、もともと鉢植えの主役だった植物だけでなく、様々な雑草も生えてくる。いつの頃からか、それらの草を敢えて抜かずに、そのままにしておくようにした。

すると興味深いことが起こる。どこから種がやってくるのか、次々と草が生える。鉢の中に生物多様性の小宇宙ができる。その様子を眺めているのが、実に楽しいのである。

異なる種類の植物が、生育するための地面のスペースを求めて競い合い、やがて適当なバランスをもって共生する。そのような有り様を見ているだけで、「生態系」とは何かを学ぶことができる。

自らの思いのままにコントロールするという視点から離れてみて初めて、生態系が持つ本来の豊かさ、複雑さ、奥行きが実感できる。雑草は邪魔だから抜いてしまえという態度では、いつまで経っても生態系の神髄を学ぶことができないのである。

思うに、近代の人間は自然を制御することにかまけすぎたのであろう。農薬をまき、「害虫」を根絶やしにする。除草剤をまいて、雑草を絶つ。その結果、経済的には有用な効果を得られるかもしれないが、生物と生物が共生するということはどういうことか、その大切な叡智が失われてしまった。

あげくの果てに、人間の内なる「自然」まで制御しようとする。もともと、脳の働きなど思いのままになるものではない。自分や他人の無意識という、本来制御できないものをコントロールしようとするから、どうしても無理が来る。歪みが生じる。

私たちの脳は、有用植物だけが生え、雑草は刈り取られる管理された農園よりも、様々な雑草が繁茂し共生する荒れ地に似ている。脳の本質は内なる多様性であると肝に銘じていないと危ない。思わぬしっぺ返しを受ける。

受験や仕事など、ある特定の目的のために様々な雑念を抑えつけることは、いきすぎれば脳の健康に悪い。多様な想念が共生してこそ、初めて脳は強靭になる。創造性も生まれる。

雑草ガーデニングをやって、多様性のもたらす豊かさを実感してみてはどうか。これからの時代に保護されるべきは外なる自然の多様性だけではない。内なる自然も同じことである。

感情の振れ幅を使ってこそ

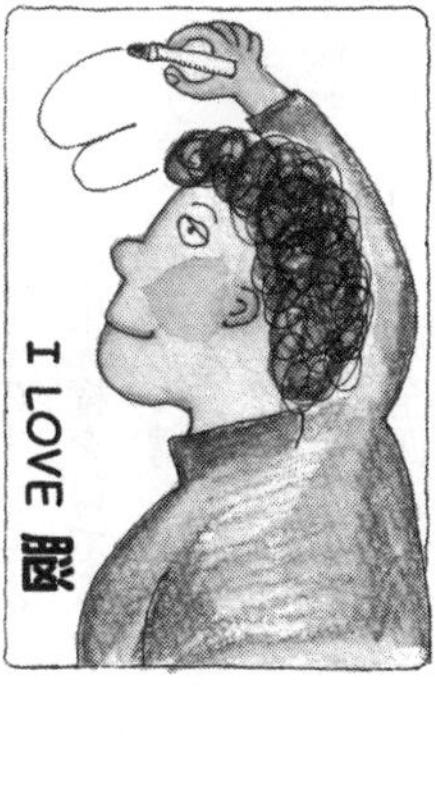

日本の文化の強みとして、「漫画」や「アニメ」があるということは、もはや常識となった。

私の研究室を訪問したアメリカ人が、大学時代「アニメ研究会」に入っていたと聞いてびっくりしたことがある。彼がいたのはアメリカ中西部の田舎の大学だったが、熱心な愛好家たちがいたという。しかも、まだ紹介されていないアニメに自分たちで英語の字幕をつけて鑑賞していたというのである。

「何と言っても『めぞん一刻』がいいですね！」

喜々として話す彼の様子を見ていて、アタマがくらくらとした。フランスでは、「コスプレ」の大会が流行っているらしい。世界の中での日本のアニメは、どうやら凄いことになっ

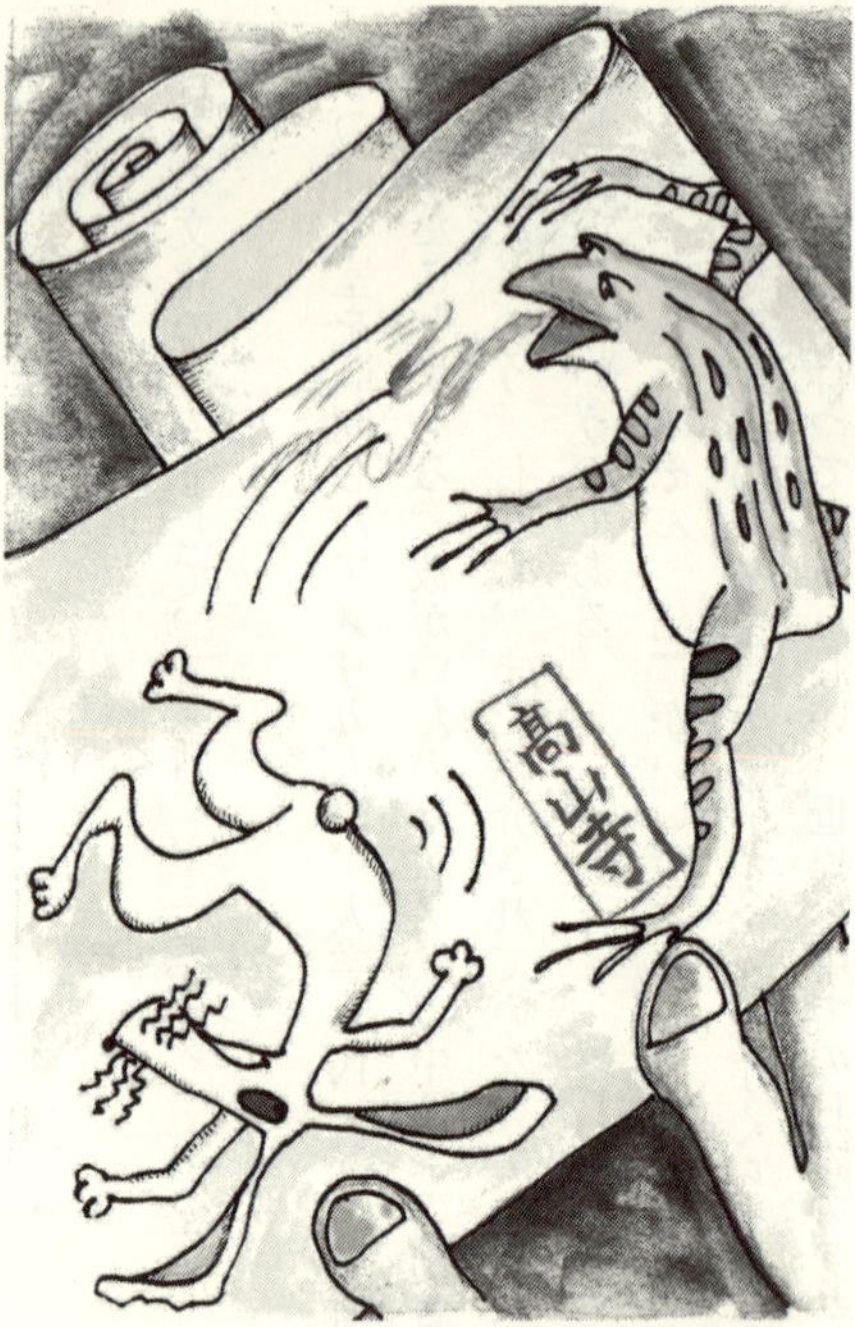

ているようだ。もはや、アニメ受容の世界化の潮流は、日本人の手を離れてしまっていると言ってもよいだろう。

漫画といえば、子どもが読むもの、「サブカルチャー」といったイメージが強かったのは一昔前のこと。最近は海外での人気もあって漫画が市民権を得てきた。大学に漫画学の講座が開設されたと聞いても、さほど驚かなくなった。

もともと、日本の漫画には長い歴史がある。京都の高山寺に伝わる国宝の「鳥獣人物戯画絵巻」（通称「鳥獣戯画」）は「日本最古の漫画」とされる。甲、乙、丙、丁の全四巻に、ウサギや猿、カエル、馬などの動物がいきいきと描かれている。特に、甲巻は動物たちが擬人化され、その表情の豊かさに人気が高い。ウサギがカエルと相撲をとって投げ飛ばされている構図は日本人ならば誰でも知っているといってよいほど有名で、もはや一つの「アイコン」と化している。

東京のサントリー美術館で開催された展覧会「鳥獣戯画がやってきた！」（二〇〇七年一一月三日～一二月一六日）で、本物の鳥獣戯画を見た。甲、乙、丙、丁の四つの巻が勢揃いしているだけでなく、様々な模本や断簡、関連する作品を含めた大規模な展覧会である。

会場を一通り見学した後、最初にあった甲巻に戻ってじっくりと観賞した。何とも言えない魅力がある。川で泳ぐウサギ。仲間の背中を流す猿。弓矢に興じるウサギとカエル。ご馳走を運ぶその様子に、我慢できずに思わずのぞき込むウサギ。目を細めて、おい、こちらだよと呼んでいる。まっしぐらに走ってくる躍動感のある姿。時間を忘れて堪能した。

鳥獣戯画、とりわけ甲巻に魅力がある理由は、動物たちが擬人化されていることにあるようだ。

そもそも、擬人化という技法の本質は何か？　人間の姿に近づけると、親しみを感じるという効果はあるだろう。また、古代ギリシャの「イソップ童話」のように、寓話としての意味合いもあるだろう。

眺めていて「ああ、そうか」と思ったのは、「ダイナミック・レンジ」のことである。擬人化されていない絵に比べると、鳥獣戯画の中の動物たちは身振りや顔の表情の「振れ幅」が大きいように感じる。そこから受け取る「感情」のダイナミック・レンジも広くなる。この世に生を受け、大切な生命を燃やす。そのような「命の時間」における様々な可能性が示されている点に、鳥獣戯画の魅力があるのだと気付いたのである。

人間と動物の差異といえば、二足歩行だとか、知性の高さだとか、あるいは言語や意識といった高度な認知プロセスに目がいく。同時に忘れてはいけないのは、人間は「感情」の振れ幅もまた大きいということである。腹を抱えて大笑いしたり、人目を憚らず号泣するなどということは、人間ならではのダイナミックな感情表現である。人間とは、つまり、感情の振れ幅の大きい動物なのだ。

「鳥獣戯画」が成立したのは、平安時代後期から鎌倉時代初期だとされる。近い時期に成立した「平家物語」における人間の感情表現も大変豊かである。「鳥獣戯画」と「平家物語」には、感情表現の「ダイナミック・レンジ」の大きさという共通点がある。

感情の振れ幅の大きさ。日本文化が誇るべきこの伝統は、様々なジャンルの表現に受け継がれている。歌舞伎における登場人物たちの身振り、顔の表情は大変ドラマティックである。演歌は深い情念を描く。「劇画」という言葉があるように、漫画作品は時に人間の暗部や抑えることのできない衝動をも描く。そのような技法の一つの原点が、動物たちがいきいきとした表情を見せる「鳥獣戯画」にある。

「プロフェッショナル　仕事の流儀」に漫画の原作や編集に携わる長崎尚志さんが出演された（二〇〇七年一一月六日放送）。

長崎さんといえば、漫画家の浦沢直樹さんとのコンビが有名である。デビューを目指す新人漫画家に対して、登場人物の顔の表情を徹底指導する長崎さん。それではありきたりだ、もっと深く激しく、とダメ出しを繰り返す。その厳しい姿勢が目指しているものは、やはり、表現の「ダイナミック・レンジ」であるように感じた。

私たち現代人は、鳥獣戯画以来の伝統である感情表現の豊かさを果たして生かしているのか。狭いレンジの中だけで生きているということはないか。

人間の脳の特徴は、知性にだけあるのではない。笑い、泣き、怒り、笑う。そのような感情の「振れ幅」のすべてを使って生きる。そんな覚悟がありさえすれば、人生が退屈なものになることはない。

ニル・アドミラリの境地

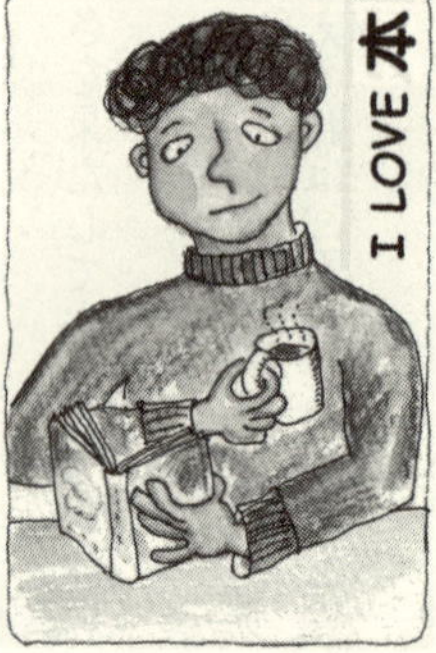

毎日のように様々なニュースがメディアをにぎわしている。食品の安全性にかかわる心配な事態。「ねじれ国会」の下で流動化する政局。白熱するアメリカ大統領予備選挙。

日々の報道に接していると、時折目が回る思いがする。自分たちが住むこの世のありさまをリアルタイムに知ることは大切だと思いながらも、あまりに過熱化する報道姿勢に、そこまでやる必要があるのかと、時に疑問を感じることがある。

脳の働きを考える上でもっとも大切なことの一つは、バランスである。脳を一つの生態系にたとえれば、その中には様々な要素が含まれている。多種多様な部分がバランスよく働いてこそ、初めて脳はその機能を十全に発揮する。

どんなに目新しく、ショッキングで、また私たちの生活にかかわる事柄であっても、一つの視点、特定の話題だけに注意を向け続けることは、脳の豊かな働きの可能性を奪う。結果として自らの生命が本来持っていた多様性を失うことになりかねない。

民主党の大統領候補はヒラリー・クリントン上院議員になるのか、あるいはバラク・オバマ上院議員になるのか。確かに興味は尽きなかったが、一日中そんなことばかり考えていても仕方がない。そもそも、アメリカ大統領候補に誰がなるかということの生活への影響を問われれば、われわれ日本人には、まずは微々たるものだろう。

メディアの中でニュースを扱う人間が疾走し、特ダネを追い求め、熱っぽく報じるのは一つのプロフェッショナリズムの表れである。しかし、ニュースを受け取る側は、それにいちいち付き合って感激屋になる必要はない。

私たちは一人ひとり、それぞれの人生の中でかけがえのない経験を積んできている。世間で流れるニュースは、その経験の総体が持つ揺るぎなさに比べれば、移ろいいくもの、表面を撫でていくものに過ぎない。

数多くの情報が行き交う現代社会の中で、自分自身の生きるバランスを失わないことの大切さを思う時、私は夏目漱石の『それから』に描かれた主人公・代助の世間に対する態度を思い起こす。

「二十世紀の日本に生息する彼は、三十になるか、ならないのに既にニル・アドミラリの域に達して仕舞った。彼の思想は、人間の暗黒面に出逢ってびっくりする程のやまだしではなかった」

漱石は、代助の考え方をそのように描く。

「ニル・アドミラリ」とは、もともとはラテン語で「何ごとに対しても驚かない」ことを指す。経験を積み、様々な知識を持つ者は、目新しいことに接したとしても容易には驚かないのである。

情報過多の時代を生きる私たちは、もう少し「ニル・アドミラリ」の態度を身につけたほうがよいのではないか。時代の寵児とされるもの、画期的に新しいとされるものほど、「それがどうした?」と問い続ける。そのようにして、自らの生命の全体性のバランスを決して失わないことが、結局は長い目で見て自由と幸福を深化させることにつながるのである。

例えば、インターネット。私自身もヘビーユーザーであり、どこに行ってもノートパソコンでネットに接続する。新幹線の中からもメールをチェックして、原稿を送る。ネットなしではもはや仕事も生活も成り立たない。インターネットが時代の変化をもたらす大きな原動力であることは疑いない。

その一方で、「インターネット、それがどうした？」と自問することも必要だと感じている。インターネットの登場で、私たちの生活は、どれくらい変わったのか？　人類が直面する本質的な問題解決につながっているのか？　私たちの幸せの方程式は変わったか？　便利になることでかえって失われてしまったものはないか？

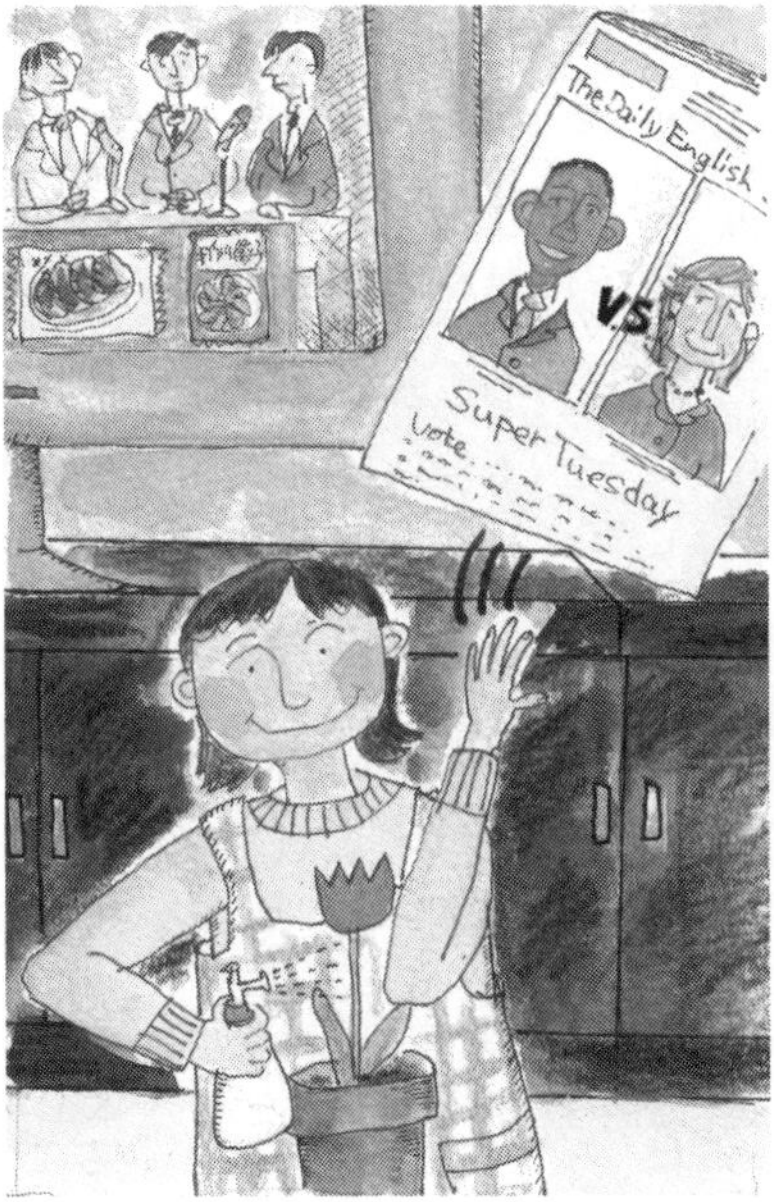

そもそも、メディアを通して入ってくる情報に、どれほど自分の人生を寄り添わせればよいのか。一国の首相が誰かということは、私たち一人ひとりにとってそれほど大切なことなのか。どうも、私たちは身の丈を忘れて浮ついてしまってはいないか。

政治家たちが、自らのビジョンの実現のために奔走するのは一つの本能であり、職業倫理である。

究極の目標として、「内閣総理大臣」を目指すというのも政治家としては当然だろう。それでもなお、私たち生活者は、そのような熱狂とは本来距離をとった場所にいて、それぞれの人生を歩んでいるはずではなかったか。

「ニル・アドミラリ」は、決して冷たい態度ではない。本当に心を動かされるものがあったら、大いに感激するのがよい。涙してかまわない。腹の底から笑えばよい。しかし、ただ世の流行に合わせて自らの感受性を縛ってしまうことだけは、避けなければならない。

本当に素晴らしきものは、メディアで報じられることのないごくささやかなものの中にある。自分自身の幸せなんて、世間一般の人々はもちろん関心をもってくれはしない。しかし、その小さな幸福以外に、この世で大切なものがあるはずがない。

アメリカの大統領に誰がなろうが、自分が丹精込めて育てた鉢植えの花が咲いたという喜びに優るはずがない。大切なことは、ささやかなことから成り立っている。世間で騒がれるニュースに対して、時には「それがどうした?」と言い切ることのできる強さが、今の私たちには必要なのである。

人生は「音楽」のやりとり

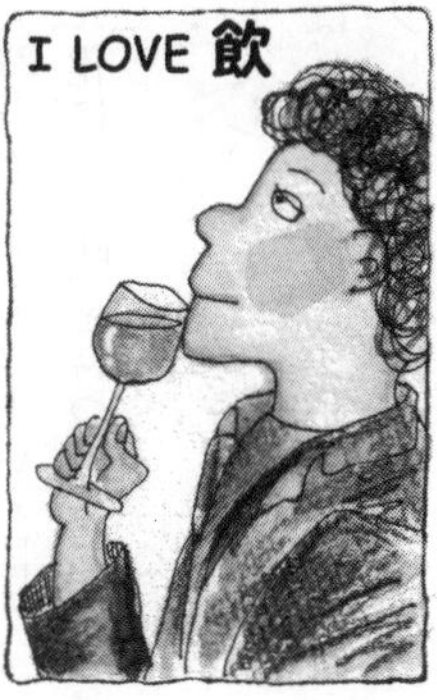

仕事がうまくいくこと。美味しいものを食べること。人のやさしさに触れること。生きていく中で楽しいことは数々ある。そんな中で、人生の最大の喜びの一つは、今まで気付かなかったことに目覚めて、世界がこれまでとは違った姿で現れることだと信じている。

子どもの頃から音楽が好きだった。最初に意識して聴いたクラシック作品は、ベートーベンのピアノソナタ『月光』。オーストリアのピアニスト、アルフレート・ブレンデル演奏のレコードが自宅にあった。何度もプレーヤーに載せて耳を澄ませた。

第一楽章の、まるで月光が湖面に反射してゆらめいているようなメロディー。明るく弾むような第二楽章。そして、一気にクライマックスへと至る第三楽章。なんて素敵な音楽なのだろう。

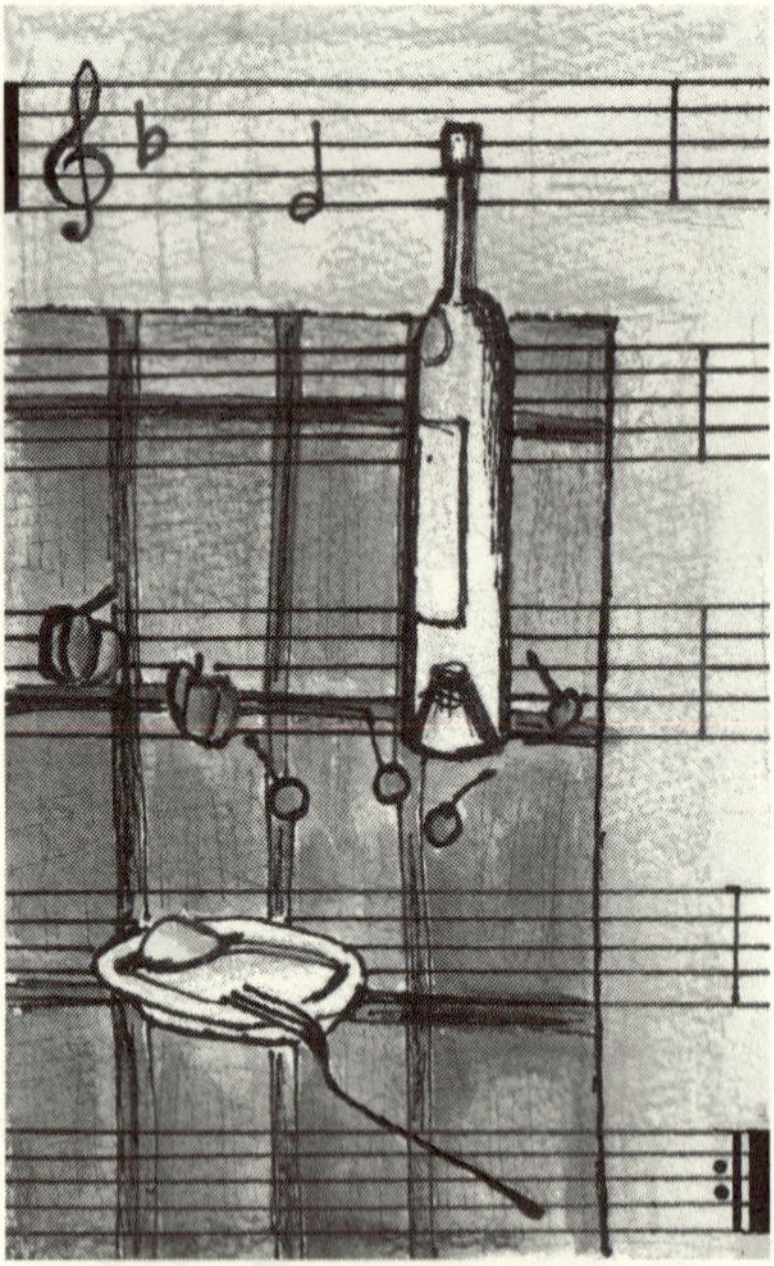

中学生の時は、ビートルズのリバイバル・ブームで、ラジオ番組を毎日聴いた。「ヘルプ！」「ヘイ・ジュード」「ザ・ロング・アンド・ワインディング・ロード」。覚えたての英語で、何とかその歌詞の世界を理解しようと頑張った。後に大好きになって留学したイギリスという国の文化に、興味を持つようになったのはビートルズがきっかけだった。

様々な音楽に親しんできた。高校生の時にはオペラを愛聴したし、大人になってカラオケに行くようになってからは尾崎豊を歌うようになった。楽器はピアノとヴァイオリンに挑戦したが、残念ながら大してものになっていない。再チャレンジしたいとは思っている。

ずっと音楽に親しんできたのに、自分が思っていた音楽よりも、「音楽」の範囲は本来、もっと広いのだと、ある時気付いた。一度わかってしまえば、「音楽」が宇宙全体を覆っていると言ってもよいくらいである。人間の意識の中には、常に「音楽」が流れている。私たちは、お互いに「音楽」をやりとりしている。私たちの生命は、「音楽」によって包まれている。

それは、思わず、「あっ」と声に出してしまいそうな覚醒の瞬間だった。以来、音楽というものが全く違ったものに感じられて、その胸騒ぎが未だに収まらないでいる。

例えば、生活している中で聞こえてくる様々な音は、すべて「音楽」である。電車に乗っている時のガタンゴトンというノイズも「音楽」である。ふり返れば、私は、三二歳の冬に「ガタンゴトン」を聞いていて、ライフワークとなる「クオリア」の問題に目覚めたのだった。

お互いに交わす会話も、また「音楽」である。往々にして、言葉の意味よりも、それが話されるリズムやイントネーションのほうが強い印象を与える。言葉の意味は大脳皮質の左半球で解析されるが、情緒的な印象は右半球で処理される。左右の脳が共同して発話という人間の音楽が認識される。会話をする時、私たちは、一人ひとりが「楽器」となるのである。

音楽は、必ずしも聞こえてくるものだとは限らない。英語で音楽は「ミュージック」だが、その語源を遡ると、古代ギリシャの芸術の女神「ミューズ」につながる。日本語の「音楽」という言葉は、「音の楽しみ」という意味を表して便利なようだが、誤解も招く。もともとミュージックは、「音」に限定されたものではないのである。

古代ギリシャでは、惑星の軌道の大きさの比が、「宇宙の音楽」を表していると考えられた。一方、人体の様々な部分の比率は、「人間の音楽」であった。美しい形の象徴である「黄金比」も、一つの「音楽」の表れだと考えられた。

視覚的な秩序も、古代ギリシャ以来の意味における「音楽」である。そう考えてみると、私たちは、視覚的な音楽に包まれている。自分の机の上に置かれている様々なものたちの間隔、相互関係もまた一つの「音楽」である。

フランスの画家ベルナール・ビュッフェの絵には、一つの固有の音楽がある。テーブルの上に置かれた様々なオブジェが、いつまで見ていても飽きないようなリズム感を与える。不思議な形をした、細身のフォークやナイフ。時が止まったような姿勢の人物。音符のように画面にちりばめられた果物、皿、壺、コップ。独特の筆遣いと色彩感覚が、紛れもない「ベルナール・ビュッフェの音楽」として感じられる。ビュッフェは画家であると同時に「音楽家」でもあったのだろう。

もともと、脳の一〇〇〇億個の神経細胞は、内なる音楽を奏でている。そこでは、タイミングやハーモニーが大切である。A、B、Cという三つの情報が統合される時にも、「A、B、C」という順番で合流するのと、「A、C、B」や「B、C、A」という順番で合流するのでは、結果が全く異なる。

ちょっとしたリズムの差で、世紀の大発見に気付くか、それとも通り過ぎてしまうかが決まる。ちょうど、音楽で、音符が発せられるタイミングが少しずれると意味が変わってしまうのと同じことである。

「すべては音楽から生まれる」。その事実に気付いた時、人生はより豊かなものに見えた。いろいろな音楽を聴いて、その脈動を自分の身体に覚え込ませたいと思った。

モーツァルトのシンフォニー。北島三郎さんの歌う「与作」。言葉を連射するラップ・ミュージック。新しい音楽に出会う度に、自分自身の生命の音楽も、幅が広くなり、より深くなる。

コミュニケーションにおいても、音楽が大切。他人の内側から響いてくる「音楽」に耳を傾けると、その人の姿がはっきりと見えてくるのである。

感情とは歴史の果実なのだ

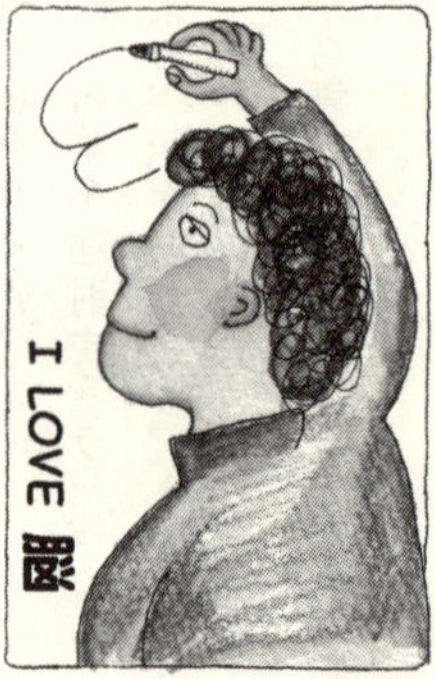

養老孟司さん（一九三七年生まれ）は、しばしば、「一九四五年八月一五日を境に、日本という国を支配している価値観ががらりと変わったこと」が、自身の人生にきわめて大きな影響を与えたと語られる。

私は一九六二（昭和三七）年生まれ。「八月一五日」に相当するような時代の大きな変化は経験したことがない。しかし、強いて言えば、プロ野球の巨人の「V９」の終わりが、私にとっての一つの大きな転換点だったかもしれない。V９は、「一つの時代」としてよく語られるが、私の人生において、それはとりわけ大きな意味を持つべく運命づけられていたのである。

巨人が日本シリーズで九連覇を達成したのは、私が三歳の年（一九六五年）から一一歳の年（一九七三年）まで。ものごころがついた時には、巨人は「絶対的に強い」存在として私の脳裏に刷り込みされていた。

六歳になる年（一九六八年）にはテレビアニメ「巨人の星」の放送が始まった。「巨人の星」を目指して苦闘し、魔球を生み出す星飛雄馬とライバルの花形満。夢中になって見た。「巨人」の存在は、心の中でますます揺るがないものとなった。草野球をしながら、王貞治選手や長嶋茂雄選手の真似をした。「一本足打法」で、いっぱしのホームランバッターのつもりだった。

巨人はずっと勝ち続けるものと思っていたから、一九七四（昭和四九）年、巨人がセントラル・リーグのペナントレースで中日に敗れて優勝を逃した時には、信じられないことが起こったように感じた。私が小学校六年生の年である。今にして思えば、私にとって、あの時が一つの小さな「八月一五日」だった。ファンとして悔しかった気持ちは、今でも忘れない。それは、信じていたものの「崩壊」であった。

人が何かに対してどう感じるかということは、時代とともに変化するものだと思う。最近では、プロ野球の各球団は「地域球団」の性格が強くなった。関西で阪神タイガースが人気を誇るのは以前からだが、北海道日本ハムファイターズ、東北楽天ゴールデンイーグルス、福岡ソフトバンクホークスと、地域密着型の球団が増えてきた。

私の子どもの頃の巨人のこと、それから変わりゆく時代。そのような時の流れに思いを馳せている時に、よみがえってくる光景がある。

一九八七（昭和六二）年の日本シリーズ。巨人が常勝だった時代は過ぎて、パシフィック・リーグの西武ライオンズが黄金期を迎えていた。西武には、秋山幸二選手、石毛宏典選手、工藤公康選手など、かつての巨人のV9時代を彷彿とさせる粒ぞろいの選手がいた。西武が王手をかけた第六戦。生中継で見ていた私は、突然のアナウンサーの言葉に驚いた。

「清原が泣いています」

九回の表、巨人の攻撃中。西武が三対一でリード。マウンドの工藤投手が吉村禎章選手をショートゴロに打ち取ってツーアウト。あとアウト一つで、西武が日本一になるというところで、清原和博選手が万感胸に迫ってしまったのである。

「清原が泣いています」

アナウンサーが繰り返した。一塁を守る清原選手は、号泣していた。西武側がタイムを取り、辻発彦選手が駆け寄り、肩を叩いた。西武の選手たちの温かい視線が、清原選手に集まった。

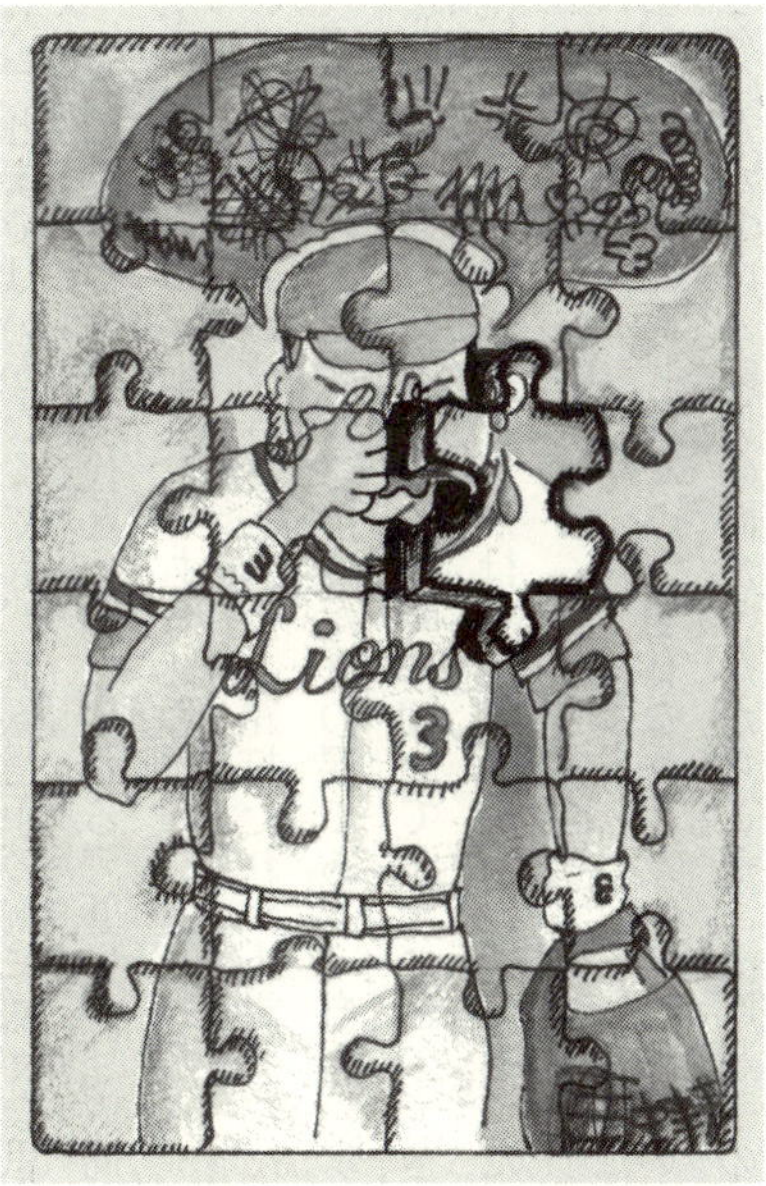

　思えば、無理もなかった。甲子園をわかせたPL学園時代。チームメートの桑田真澄選手は、「あいつにはかなわない」と清原選手が認めるライバルであり、親友であった。

　子どもの頃からの巨人ファンで、巨人入りを熱望していた清原選手。同じく巨人入りが噂されていた桑田選手は、早稲田大学への進学を希望していた。当然のことながら、自分が一位で指名されると思って迎えたドラフト当日、意外にも、巨人は桑田選手を指名する。清原選手は、六球団の指名争いの結果、抽選で西武に決まる。清原選手にとってはあまりにも強烈な「社会の洗礼」だった。

　デビュー二年後の日本シリーズ。自分が入ることを熱望していた巨人が相手となる。当然、マウンドには桑田投手も立つ。「リベンジ」とまではいかなくても、清原選手の胸に様々な思いが去来したのは当然のことだろう。人の感受性は、時代とともに変わる。歴史が、人間の感情を形成するのである。感情とは実に、歴史の「果実」であるとも言うことができる。

「一〇〇万人が泣きました」と銘打たれた小説で泣くことは、悪いことではない。しかし、一番価値のある涙は、自分だけの涙である。自分の歩んできた人生をふり返り、様々なパズルが「かちり」とはまった時に初めて流すことのできる涙。清原選手のあの時の涙は、まさに、様々な「パズル」がはまった素敵な瞬間であった。

もし、西武が攻撃中の「サヨナラ勝ち」だったら、清原選手の涙も変わってきただろう。ひょっとしたら、泣くこと自体なかったかもしれない。試合の流れを見ながら過去をふり返ることができる守備の間だったからこそ、清原選手の涙も「結実」した。

巨人のV9時代は遠い。プロ野球以外にも、サッカーなどの人気スポーツが台頭する。私の子ども時代も、戻らない。

二度と繰り返せない日々を懸命に生きて、人生のパズルをあれこれと組み立てて、いつかあの日の清原選手のような素敵な涙を流すことができたらと思う。

第五章　日本の普遍性を考える

本章のあそびかた

普遍的な言葉で自らを語れ

四季の変化に富んだ日本。水も豊富にあり、野山には様々な植物が茂っている。このような環境で文化を発展させてきた私たちの先人が、「八百万《やおよろず》の神」を敬愛し、「みんなちがって、みんないい」という感性を育んできたのは当然のことだろう。

これまで、単一の価値観ですべてを割り切ろうという試みが、矛盾を引き起こし、悲劇を生み出す様子を、私たちは繰り返し目の当たりにしてきた。日本がこれからの地球社会に貢献していくのであれば、何より、世界は様々な異なるものからできている、という感覚を大切にすることから出発しなければならないだろう。

もっとも、この世を生きる上で難しいのは、長所はそのまま欠点にもなり得るということである。文化論で「ヨーロッパは一神教だが、日本は多神教だ」などという言い方があるが、それでよし、と思考停止をしては、かえって発展は止まってしまう。

この宇宙にある万物が精密な自然法則に従って動いているというニュートンの世界観は、明らかに一神教的な発想を反映している。

この場合の「一神教」は、特定の神を信仰するという意味とは限らない。世界の様々な事象に対して、「整合性」をもたらそうという強い意思をもって万物を眺めること――そのような志向性そのものを否定することなどできるはずがない。

日本人は、およそ、普遍性を志向するという気概が弱すぎるのではないか。歴史上ずっとそうだったのか、あるいは現代の日本人に限られることかはわからないが、「日本はこうだ」と言って、それで片付けてしまっているものが多すぎる。

「日本はこうだ」はよいとして、世界中の人々にとって、それはどのような意味を持つのか。それぞれの地域によって文化が異なるのはよいとして、すべてを束ねた「普遍性」を志向することにより、日本人や、日本文化の価値はより高まる。

「みんなちがって、みんないい」はよいとして、そのような普遍性を生み出す多様性にも、注意を注がなければならない。ニュートンの万有引力の法則は、天を巡る月にも、地上のリンゴにも同じように適用することができる。万有引力という普遍的法則は、決して一つの価値観を押しつけることを意味するのではない。むしろ、リンゴと月くらい圧倒的に異なるものが、どのようにして世界の中に並び立つことができるのか……そのような世界の豊饒の理由を、私たちに教えてくれるのである。

日本が実際に「八百万の神」の国であることはよいとして、そのような多様性の背後にある普遍性をも考えられるようになったら、どれほどの力を持てることだろう。

そのためには、例えば「日本」という固有名詞に頼ることなく、より普遍的な言葉で自らを語ることができるようにならなければならない。そうすることで、私たちは自分たちへの理解をより深め、「普遍性という凄み」にも接続することができるようになるだろう。

蛍の解釈

蛍を最初に見たのはいつだったか。確か、父に連れられて郊外の田んぼまで行ったのではないかと思う。車で大分走って、ウトウトとしかけた頃に起こされた。風がなく蒸し暑い夜。ほらあそこ、という声に振り向くと、光が走って暗闇の中に消えた。

そのうち、いくつかの蛍が草にとまっているのがわかった。近づくと、緑の葉がそこだけ明るく見えた。目を凝らすと、確かに虫の姿が見える。腹部を光らせた蛍は、私が手をのばそうとすると、すっと避けるように飛んで、点滅しながら消えていった。

父が私と妹を連れていってくれた場所には蛍はもういない。昭和の高度経済成長期、東京近郊のそこかしこから、光は消えていったのである。

文明がここまで成熟すると、現代人の「贅沢」の基準も変わってくる。昔はそこかしこに

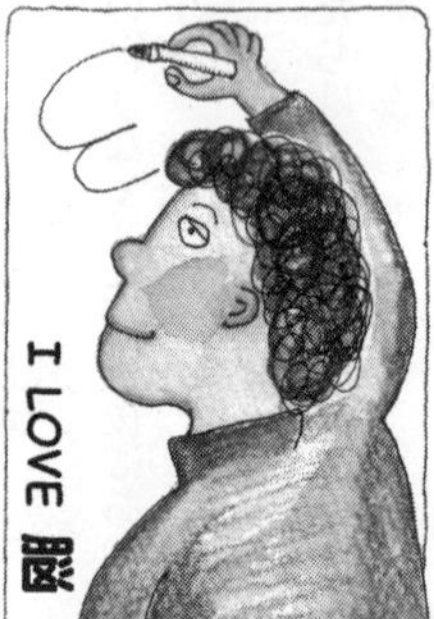

いる普通の虫だった蛍は、今やお金を出してでもなかなか見られない幻の存在へと変わってきた。蛍は、苦労しなければ手に入らない贅沢の象徴になったのである。

東京都内のホテルには、夏の一時期、「蛍の夕べ」を売り物にしているところがある。数年前、電話をしてみたが、ずっと前から予約がいっぱいで席がとれなかった。ある時、たまたまキャンセルがあって、そこで食事をしてから蛍を見た。

思いの外、広々とした庭に放された蛍たちは、そこが大自然の中であるかのようにのびのびと飛んでいた。子どもの頃の風情が甦ってきた。

蛍のことを思うと、胸がいっぱいになる。蛍は、現代の生活から欠落している何ものかを象徴している。どうやら、私の人生には蛍との出会いがもっと必要らしい。

普段偏った使い方をしている状態から、全体性を回復する。これが、脳の働きからみた「癒やし」の定義である。現代の生活からは蛍が象徴するものが欠落している。だから、蛍を取り入れることで、癒やされる。

その昔、自然があふれていて、蛍が珍しい存在ではなかった時には、気にも留めなかったはずのこと。文明の進捗によって蛍の価値はインフレを起こしたのである。

想像するだけで脳は活性化する。たとえ、現実に見ることができないとしても、光が飛ぶ有り様を思い描くだけでも、忙しい現代生活から欠けている魂の栄養素を補うことができるはず。皆さんも、ぜひ試していただきたい。

日本人にとって蛍が特別な存在なのは、文化の中で培われてきた伝統があるからだ。アメリカのフィラデルフィアで蛍を見たことがある。市街地を飛ぶその虫は、「ファイヤーフライ」（火の蠅）という名前がふさわしく、日本的なしっとりとした情感とは無縁だった。

平安時代の歌人、和泉式部の有名な歌「ものおもへば沢の蛍もわが身よりあくがれいづる魂かとぞみる」にもあるように、日本人にとって、蛍は古来人間の魂の象徴であった。

アメリカの蛍も、日本の蛍も、化学反応という視点から見れば「ルシフェリン」という物質が「ルシフェラーゼ」という酵素によって酸化されて光っていることに変わりがない。

ただ、それを人間の脳がとらえる時の「解釈」が違う。生まれ落ちて以来蓄積されてきた「蛍」を巡る文化的な伝統に関する記憶が、暗闇の中に光る虫を見た時にアメリカ人と日本人の脳裏にわき上がる想念を、全く別のものにしているのである。生物種としての「蛍」は世界の様々な場所にいるが、日本人が感受するような「蛍」という存在は、日本にだけしかいないといってもよい。

評論家の小林秀雄が哲学者アンリ・ベルクソンを論じて未完に終わった『感想』の冒頭に、

印象的な一節がある。終戦後、母を亡くした小林秀雄は、ろうそくを買おうと自宅近くの谷を歩いていて、一匹の蛍を見る。その瞬間、「ああ、お母さんは蛍になっている」と直覚するのである。

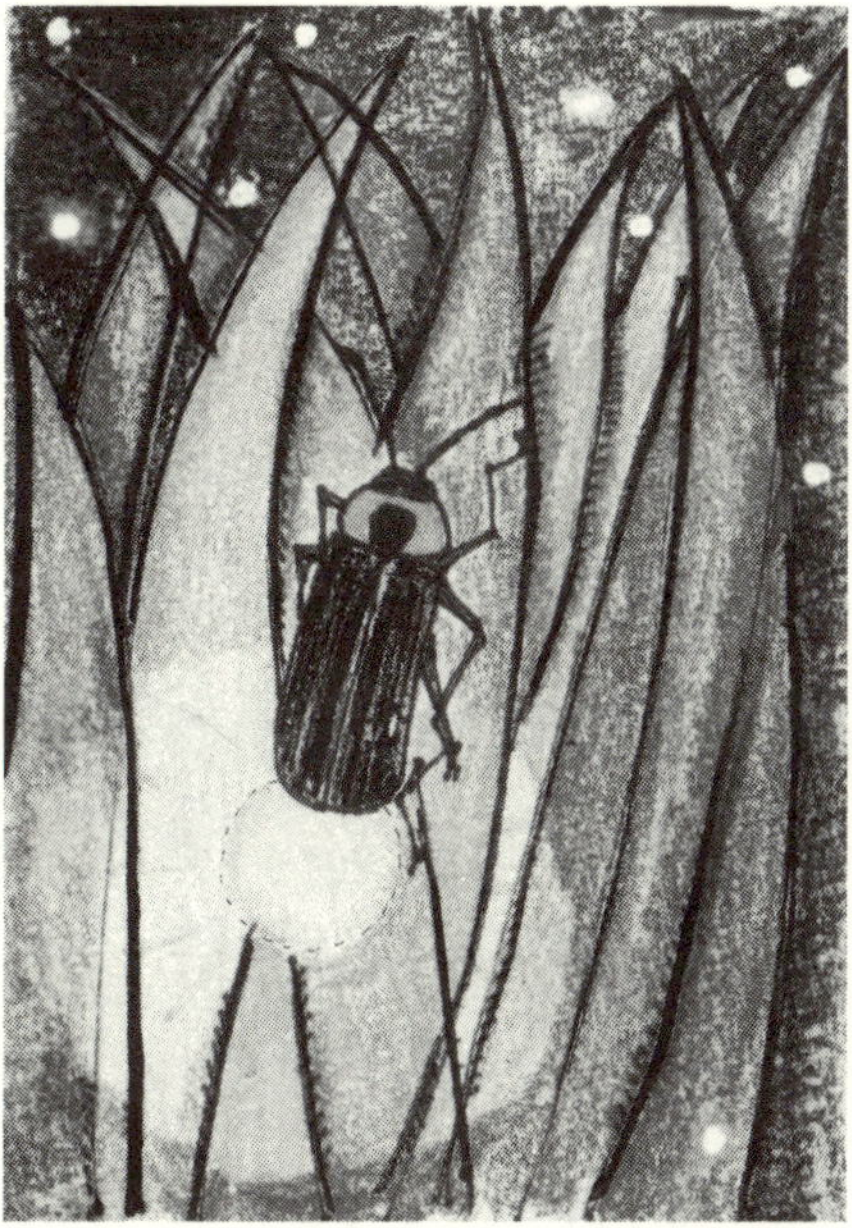

蛍を見て故人を想うということも、この発光性の昆虫について日本人が蓄積してきた文化的伝統のなせるわざと言えるだろう。

作曲家の江村哲二さんが急逝された。私が書いた英語の詩に基づいて美しいオーケストラ曲『可能無限への頌詩』を完成させた江村さん。私が詩を朗唱した初演のコンサートは大成功で、今度はオペラをつくりましょうと意気投合していたのに。享年四七。あまりに早い死だった。

進行したすい癌で、手の施しようがなかった。ご本人は知っていて、覚悟のコンサートだったらしい。ご家族以外、私たち関係者は誰も知らされていなかった。余計な心配をさせたくないとの気遣いだったのだろう。いかにも江村さんらしい最期だった。

お通夜は雨が降っていた。しっとりと、いかにも日本の初夏らしく。

今度蛍を見たら、江村さんのことを想うことにする。むろん迷信を信じているわけではない。この節足動物の腹部で起こる化学反応に、私が経験し脳に蓄積してきたありったけの文化的伝統を総動員し、何重にもしっとりとした記憶の網をかけ、志半ばで亡くなった大切な人のことをつなぎとめたい。なぜなら、故人は私たちが忘れない限り心の中で生きているのだから。

自然がすっかり消えてしまった都会の中で生きる私たちの魂も、蛍のことを忘れない限り、きっとぎりぎりのところで大丈夫なのではないか。暗闇の中から誘う不思議な光。できれば年に一回は蛍を見たいものである。

差異よりも共通点が大切

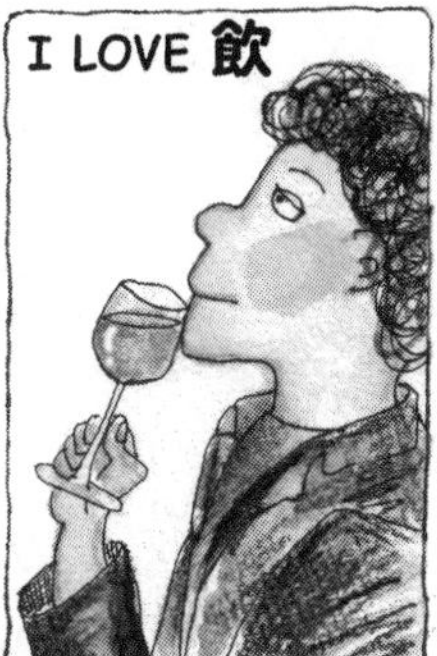

子どもというのは基本的には素直なもので、親をはじめ、周囲の大人の言うことにストレートに影響される。だからこそ、大人たちの責任は重大で、よくよく考えなければならない。鳥類の一部には、生まれてすぐに見た動くものを「親」だと思いこむ「刷り込み」と呼ばれる性質がある。人間の場合、さすがにそこまでは単純ではないものの、親の言うことは「そんなものか」と思ってしまうし、生まれ育った環境は「それが世界」だと考えてしまう。

東京近郊で育った私だが、母親はもともと九州・小倉出身。子どもの頃私が家で食べさせられていたものは、実際にはかなり九州風だったらしい。そのことには、大人になってから気付いた。

すき焼きは、割り下を用いずに砂糖と醤油で味付けをする。生のナマコがよく食卓に上る。

煮麺をご飯にのせて食べる。そのような、私が子どもの頃当たり前だと思っていた食習慣は、きっと関東の典型的なものではなかったのだろう。

北海道出身の私の親友は、弁当にニンジンが生のまま丸ごと入っていたという。ある時、周囲の友だちの弁当のニンジンはきちんとカットされ、料理されていることに気付いて、「ひどいじゃないか」と親に抗議したら、「ニンジンは丸ごとが一番美味いんだよ」と諭されたそうだ。

自分の家庭のやり方が世間一般のものとは違うということは、社会に出ればやがて気が付く。難しいのは、国単位の文化の差である。日本では当たり前だと思っていることが、世界では当たり前ではない。自分の親が絶対的なものではなく、相対的な存在でしかないと気付かなければ一人前になれないのと同じように、日本のやり方が世界のワン・オブ・ゼムだと悟らなければ、成熟した国際人にはなれない。

むろん、外国にかぶれて、生まれ育った文化を否定するというのでは、むしろ幼い。自分の親を相対的に見られるようになって初めて子育ての大変さがわかったり、愛する気持ちが深まるのと同じように、自分の国の文化も、それが世界の多様な文化の一つでしかないことを知ってこそ、ありがたみがわかってくる。

学会に参加するため、オーストリアのザルツブルクを訪れた。世界遺産にも指定されている旧市街。天才作曲家ウォルフガング・アマデウス・モーツァルトの生まれ育った美しい街は、今も妙なる風情を醸し出す。ホーエンザルツブルク城を見上げながらモーツァルトの生家や大聖堂、大司教の住居であるレジデンツの間を歩くと、自然にモーツァルトの名曲が心の中に響くような気がする。

ザルツブルク大学での会議の合間、旧市街のカフェでビールを味わっていた時のことである。大聖堂の前の広場で、一生懸命トランペットを吹いている少年がいた。

日本で言えば、まだ小学校の低学年といったほどの小さな男の子。肺活量も少ないだろうし、トランペットで安定した音を出すのは大人でも難しいのに、頑張って吹き続けていた。

近くには、父親らしき人がいて、少年の演奏を見守っている。少年の足元には帽子が置いてあって、通行人が時折お金を入れる。その度に、父親が少し誇らしげで、ちょっと心配そうな風に周囲を見渡した。

その様子を見ていて、モーツァルトのことを思い出した。類い稀な音楽の才能を見いだされたモーツァルトは、六歳になった年にミュンヘンやウィーンで演奏を披露したのをきっかけに、パリやロンドンなど、ヨーロッパ中を演奏旅行した。

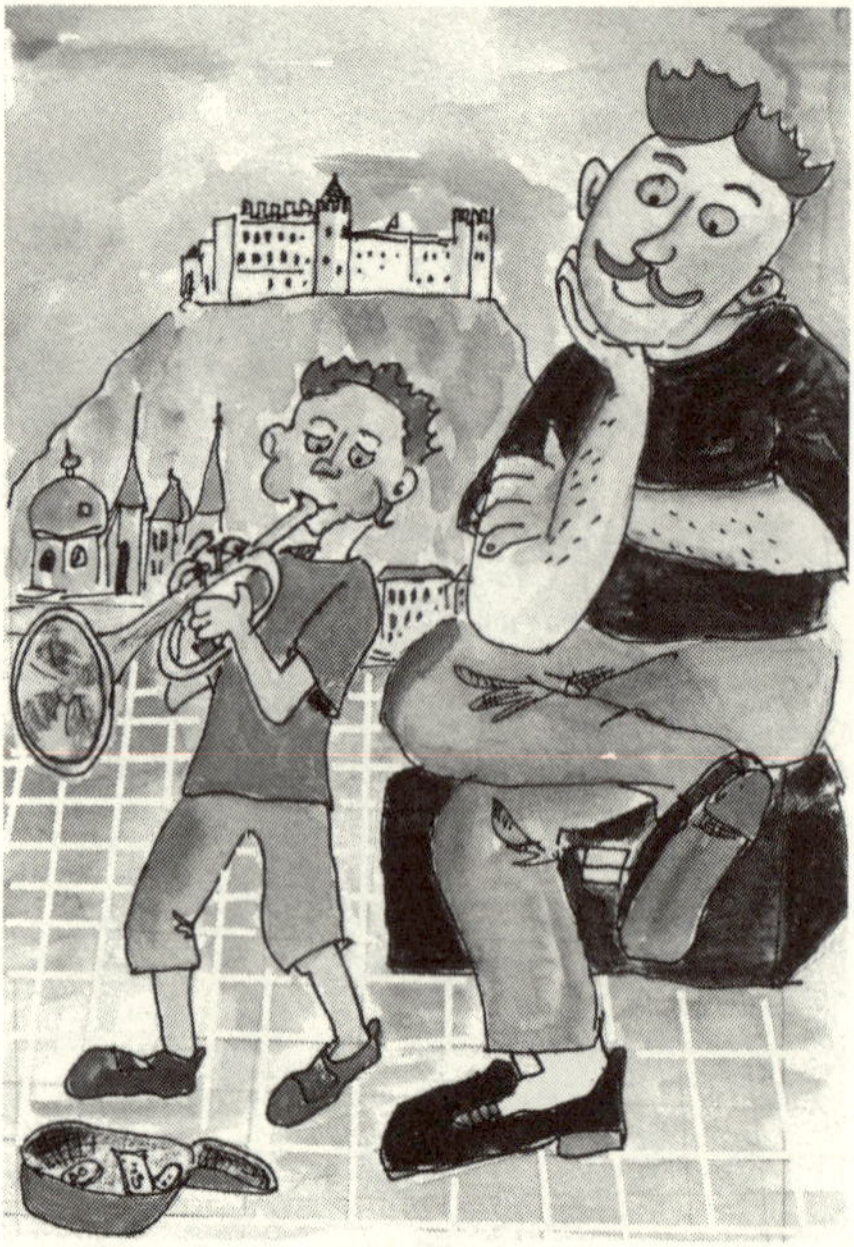

どんなに才能に恵まれた子どもでも、わずか六歳で自ら進んで演奏旅行を発案、実行するはずがない。すべては、父レオポルト・モーツァルトの計らいだった。幼い時から人々の前で演奏するというのは大変なことのように思える。しかし、モーツァルトにとっては、それが普通の子どもの人生だったに違いない。レオポルトのやり方が、ごく当たり前のことに感じられただろう。

成長して次第に大きくなったモーツァルトには、もはや「巧みに楽器を弾く幼い子ども」としての商品価値がなかった。モーツァルトの青春は、あまりにも幼い演奏家としての「見せ物」を脱して、本物の芸術家へ脱皮するための苦闘であった。それはまた、父レオポルトの下での幼少期が、かけがえのない、しかし、あくまでも例外的なものであったということを理解するプロセスでもあったろう。

子どもは、親がどんな人生を用意しても、それが当たり前だと思ってしまう。どこか切なくて愛おしい私たち一人ひとりの子ども時代。一生懸命育ててもらうほど、私たちは一度は親の色に染まらなければならない。

トランペットの少年が大人になった時、父親に見守られながらモーツァルトの生家の近くで演奏したことを一体どのようにふり返るのだろうか？　自分自身の幼少期の様々な出来事を思い出しながら、子どもでいること、やがて大人になることの様々について想いを巡らせた。

ビールが少しほろ苦かった。

子ども時代がかけがえのないこと、しかし、そこから脱皮しなければ大人になれないことは、どこの国でも同じ。脳の発達という視点から見れば、国の間の文化の差異よりも、むしろ共通点のほうが大切だと思えてくる。だからこそ、人間であることは愛しい。

三つ星高尾山

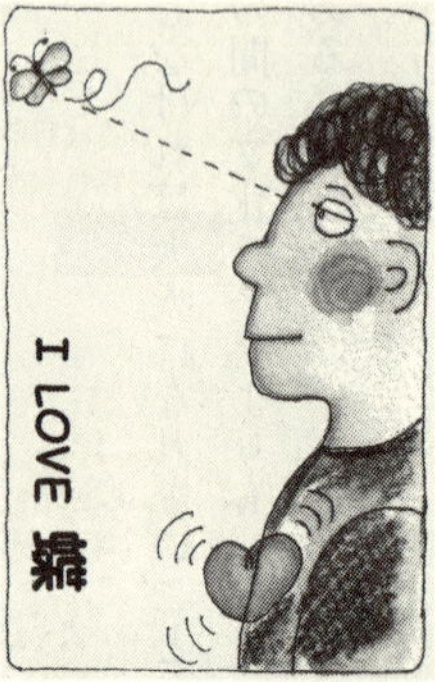

日本という国は、変化に富む自然があり、四季の移り変わりがある。長い歴史の中で育まれてきた奥深い文化がある。ひいき目に見るわけではないが、本来、世界の中でもっとも魅力的な国の一つと言ってよいのではないか。

九世紀初頭につくられた中国の白居易《はくきょい》の『長恨歌』。この永遠のラブストーリーの中で、楊貴妃の魂が死後赴いたとされる海の中に浮かぶ「仙山」は日本のイメージと重なる。一三世紀から一四世紀にかけて活躍したマルコ・ポーロは、『東方見聞録』の中で、日本を「黄金の国ジパング」とたたえた。

歴史的に見ると、ユーラシア大陸の東の果てにある日本列島は、世界の人々にとってある種の不思議な魅力をたたえた場所だったと言ってよい。しかし、最近の日本は、国際的には必ずしも人気の高い旅行先ではなかったようである。

物価が高い。人が多い。ゆったりとした時間が過ごしにくい。

私たち生活者にとっても問題として感じられる、訪問先としての魅力を減じてしまう様々な要因。例えば欧米の人々にとって、他のアジアの国と比べても、日本は必ずしもナンバーワンの訪問先ではなかった。

脳の働きからみて、魅力的な観光地とは、すなわち、そこを訪れ、滞在している間の一連の経験の質が高い場所のことである。有名なランドマークが一つあればそれだけで経験の質が高まるわけではない。

例えば、京都を考えてみよう。ユネスコの世界遺産にも登録された京都には数多くの魅力的なお寺、寺院がある。観る者の心を癒やす仏像や、伝統を誇る行事、美味しい京料理がある。しかし、京都における経験を全体として見れば、残念ながら素晴らしい時間の連続とは言えない。

京都駅のモダンなデザインは素晴らしいが、そこから一歩出るとありきたりの日本の都市空間が広がっている。お互いのデザインの関連性などを考慮しない、自己主張する建物たち。看板の洪水。騒音。一二〇〇年以上の歴史を持つ「古都」というイメージをもって訪れた者は、大いにとまどう。

中心部から離れ、京都盆地を囲む山々に近づくと、初めてほっと一息つける。金閣寺や清水寺など、京都を代表する寺社建築もまた、山辺に集中している。

東山の銀閣寺から南禅寺を結ぶ「哲学の道」や、嵯峨野など、魅力的な場所が線あるいは面の広がりをもって存在している場所もある。しかし、京都の観光スポットは、中心部に近いほど「点」としてしか存在していない。訪問客の経験は分断され、なかなか一つにつながらない。これは、日本の多くの観光地が共通して持っている欠点であろう。

名所旧跡を「点」として整備するだけでなく、そこに滞在している時間の流れの中で得られる「経験」全体の質を高める。日本がさらに魅力的な国になるためには、発想の転換が必要である。そうすることが、住む者にとっても生活の質を高める結果につながるだろう。

フランスのミシュランといえば、徹底的な調査に基づくガイドで有名であるが、二〇〇七年になり、初の日本への旅行ガイドを出版したことで話題となった。

その中で、日光や京都、奈良といった国際的な観光地と並んで、東京都八王子市にある標高五九九メートルの高尾山が最高ランクの「三つ星」に選定され、注目された。

高尾山といえば、東京近郊の人にとってみれば身近でありきたりの山である。なぜそれが三つ星なのか？　実際に登ってみると、ミシュランの調査員が重視したポイントが想像できる。

まず、アプローチが素晴らしい。京王線の「高尾山口」で降りて、リフトやケーブルカーの駅に向かうその道すがらに、すでに旅情は始まっている。車がほとんど通らない道をゆったりと歩いて、濃くなっていく山の気配を味わうことができる。

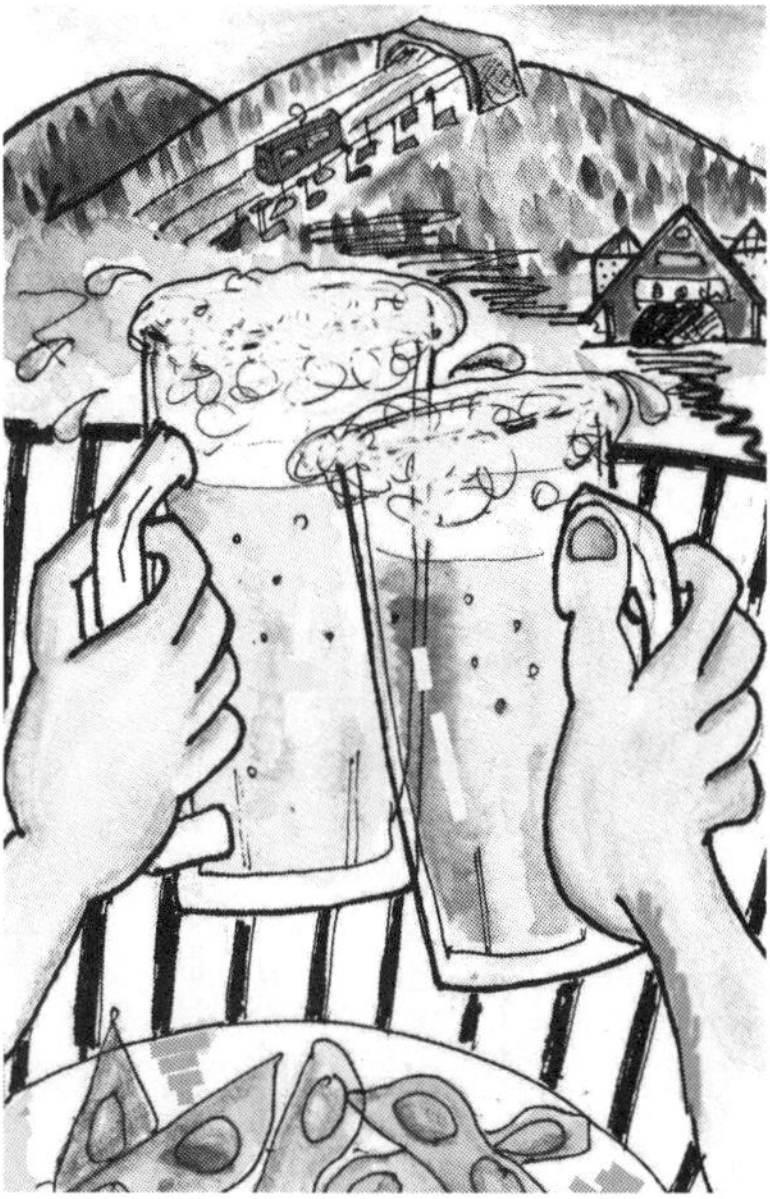

二人乗りのリフトは、思いも掛けぬ深い森林の中を行く。足下には安全ネットがあるが、さらに下に木々の梢が広がるダイナミックな光景。猿や猪がいるという自然の奥行きが感じられる。

リフトやケーブルカーの終着駅から山頂までは、約四〇分。体力に自信のない人でも、無理なく登ることができる。途中に現れる高尾山薬王院。権現堂は極彩色の彫刻で覆われ、訪れた観光客の目を惹きつける。

山頂は広々としていて、東京に向けての眺望や富士山に至る山並みは素晴らしい。様々な生物の姿も見え、日本の国蝶オオムラサキが空を舞う。

山頂を極めて下りてくると、夏季には飛びっきりの楽しみが待っている。ケーブルカーの駅の近くに開かれるビアガーデン「高尾山ビアマウント」。登山で火照った身体をビールで冷ます極楽。杯を重ねてほろ酔い気分になっても、ケーブルカーに乗ればあっという間に下に着く。

さすがはミシュラン。「大都市近郊のありふれた山」という固定観念を外して、高尾山をありのままに見れば、そこにあるのは経験の質という視点から見て、この上なく完成度の高い観光地の姿である。何よりも、経験の質に切れ目がないのがよい。心地よい時間が、分断されることなくずっと続く。

同ガイドでは、知名度がありながら一つ星の日本の観光地も多い。それらの観光地を差し置いて、なぜ高尾山が三つ星なのか？　今後の日本の魅力を高め、私たちの生活の質を向上させるためのヒントがそこにある。

世界に誇るひらめき民主主義

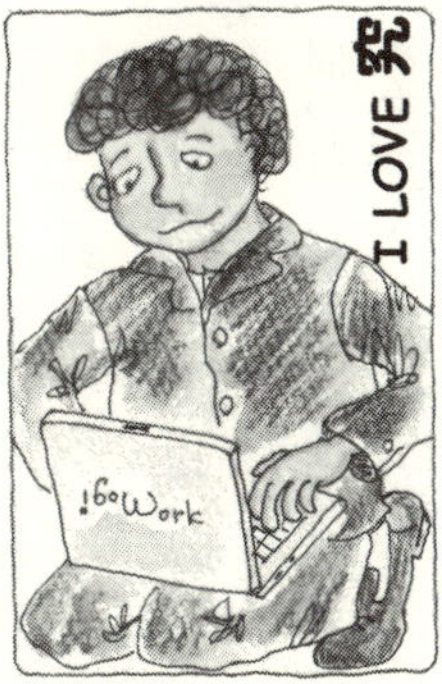

自然科学分野において、ノーベル賞は最高の栄誉と見なされている。二〇〇七年度の物理学賞は、コンピュータに欠かせないハードディスクの大容量化に貢献した「巨大磁気抵抗効果」の発見に対して与えられた。化学賞は化学産業において欠かすことのできない「触媒」の作用を支える固体表面の化学反応の研究が受賞対象となった。また、生理学・医学賞は遺伝子の機能の解明や新薬の開発において重要な手法となった「ノックアウト・マウス」の開発者たちが栄誉に輝いた。

ノーベル賞委員会は、いたずらに世間での評判だけに依拠することなく、「誰がその分野を切り開く上でもっとも独創的な貢献をしたか」という点について、徹底的な調査を行うことで賞の権威を保ってきた。

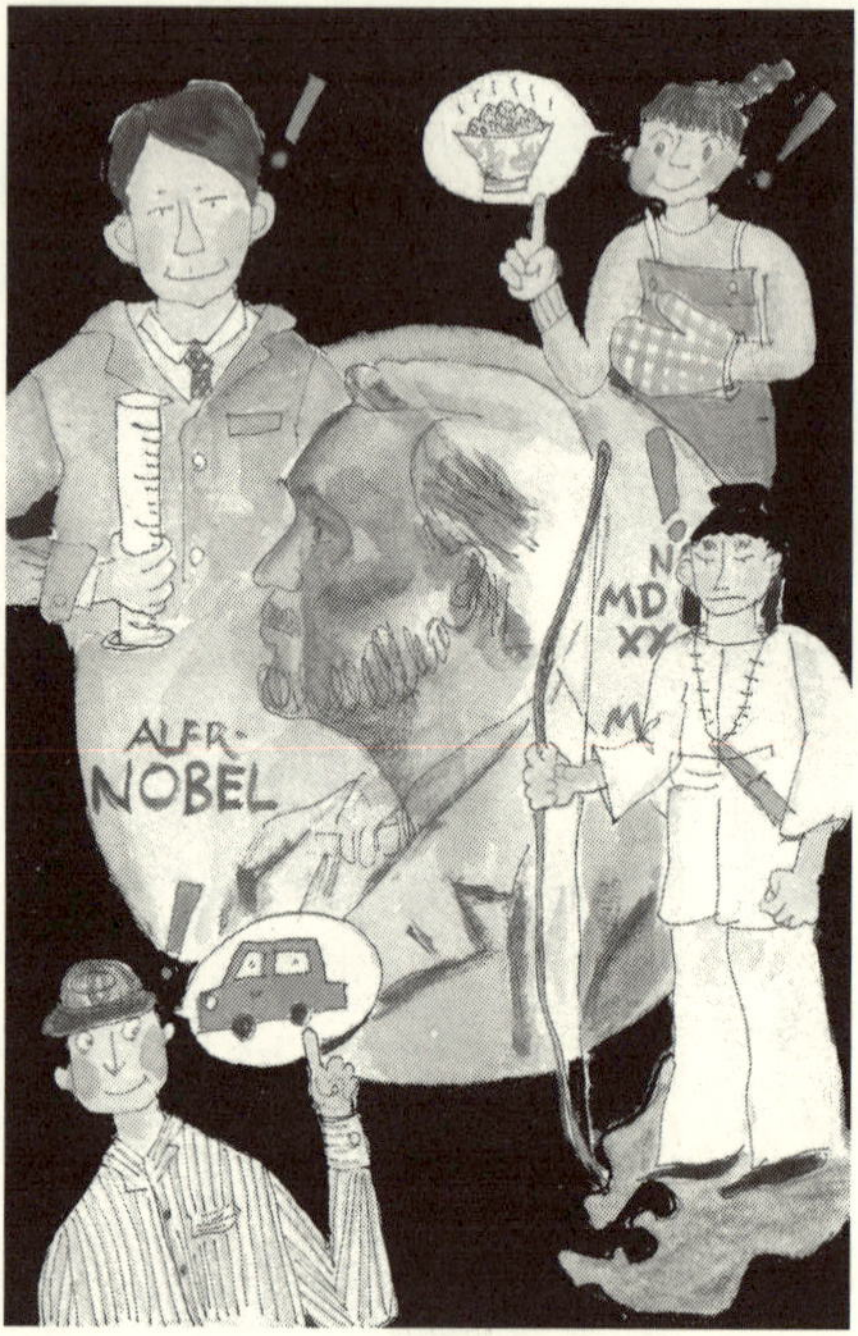

二〇〇二年にノーベル化学賞を受けた田中耕一さんが、当時学会でもほとんど無名な存在だったことは記憶に新しい。ノーベル賞委員会は、学会での評判などとは別に、田中さんこそが「タンパク質の質量分析」の分野においてもっとも独創的な貢献をしたと評価したのである。

科学的な発見のもととなるのは、一瞬のひらめきである。田中さんの例で言えば、試薬を間違って調合してしまったことが、今までにない発想へと結びついた。ひらめいた時、人間の脳の神経活動は一瞬のうちに一斉に活動する。「ああ、そうか！」という「アハ体験」を通して、世界が今までとは全く違った場所に見えてくるのである。

ノーベル賞委員会は、見方を変えれば一つの「アハ体験検出器」として機能していると言えないこともない。この地球上で、ある問題に関して、誰の脳の中で最初に「アハ体験」が生じたか。その事実に即して人類の歴史を変えた独創性の源を検知する。

もっとも、ひらめきは目に見えないものであるから、その観測も難しい。論文や、歴史的経緯を参考に、「誰が最初だったか」を検証する。毎年ストックホルムで行われるノーベル賞のセレモニーは、最初はたった一人の脳の中で生じた小さな「アハ体験」が、人類全体が称える栄誉まで拡大される「顕微鏡」のようなものだと言えるかもしれない。

ひらめきを大事にすることは、人類の発展のために必要である。しかし、そのためには、ノーベル賞につながるような大きなひらめきだけでなく、日常のごく些細なひらめきをも尊重しなければならない。実際、人間の脳にとっては、小さなひらめきもノーベル賞のひらめきも、そのメカニズムに大した差はない。小さなひらめきから、大きなひらめきまで、「ひらめきの民主主義」こそが、自由で闊達な独創性を育むのである。

そのような視点から見ると、日本の中には実はすぐれた「ひらめきの文化」がある。

トヨタの工場を見学して話を伺った時のこと。トヨタでは、皆がＡ４判一枚の「提案書」

を書くのだと聞いた。中学を卒業してトヨタの工場に入る「金の卵」と言われる人たちから、大学院卒のエンジニアまで、皆が平等で提案書を書く。

生産工程に関するごく小さな工夫の積み重ねが「トヨタ生産方式」の奇跡を支える。「改善」は、一人の天才によってなされるのではなく、皆が知恵を出し合う。そのような努力の積み重ねによって、トヨタは今や世界一の自動車メーカーになった。

印象的だったのは、提案書について語るトヨタの方たちが本当にうれしそうに目を輝かせていたことである。最初は「改善」の提案などできないと思っていた人が、工夫しているうちにできるようになる。そのようにして、創造することの喜びに徐々に目が開かされていく。ノーベル賞で評価されるようなひらめきと、トヨタの生産現場で皆で工夫し合う「改善」は、一見性質が異なるもののように思えるが、脳の働きから言えば本質的に同じである。

ひらめきに上下の別はない。ひらめきは、一部の天才だけのものではない。どんなに些細に見えるひらめきでも、時にはノーベル賞に至るような大きな発見に結びつくことは、博士号を持たない一社員だった田中耕一さんのノーベル賞が証明しているところである。

日本には、ひらめきは一部の天才のものではなく皆のものであるという文化があるように思う。トヨタ生産方式における「改善」の積み重ねはその一例である。

詩は、ヨーロッパにおいては一部の天才がインスピレーションにかられて書くものというイメージがあるが、日本では違う。短歌や俳句は、皆のものである。句会では、皆がひらめきを競い合う。わが国最古の歌集である「万葉集」には、天皇や貴族のみならず、無名の防人《さきもり》の歌までが収録されている。

「万葉集」から「トヨタ生産方式」まで。この島国には、「ひらめきは皆のものである」という思想が、一貫して流れているように思われる。

日本人には独創性がないと言われることもあるが、事実は異なる。私たちは、自分たちの創造性にかかわる文化に、もっと誇りと自信を持ってよいのではないか。

「出る杭は打たれる」のことわざのごとく、個性的な人を平均値に引きずり下ろそうとするメンタリティは困ったものだが、「ひらめきは皆のもの」という文化だけは、世界に誇ってよいと思う。

列島の眠れる獅子たち

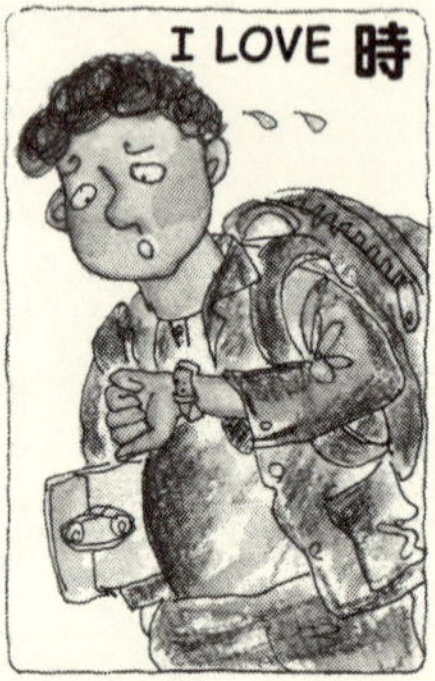

日本人には個性がない、などと決まり文句のように言われることが多い。本当にそうなのか、私は以前から疑っている。

「十人十色」「蓼食う虫も好き好き」といったことわざにもあるように、実際には日本人だって個性的な人が多いのではないか。それを、「みんな同じ」というのは、色眼鏡をかけた思いこみに過ぎないのではないかと考える。

少なくとも、私の研究者仲間は個性があふれる人ばかりである。研究者だから、どうせ変人の集まりだろう、一般の人たちとは違うんだと思われるかもしれないが、そんなことはないだろうと思う。

神戸大学で理論生物学を研究している郡司ペギオ幸夫さんは、そもそも名前からしてヘンである。なぜ、「ペギオ」というのか。何でも、子どもが生まれた時に、奥さんに「あなたはふだん何もしないんだから、子どもの名前くらい考えてください」と言われたそうである。「じゃあ、ペンギンにする」と答えたら、「それだけはやめてください」と嘆願されたので、仕方がなく自分にそのゆかりの名前をつけたのだという。

日本語や英語の論文も、本当に「郡司ペギオ幸夫」の名前で書く。最初に郡司さんから「ペギオ」の入った名前で論文を送られた編集者は、絶句したそうである。そこまで徹すれば、変人も大したものだ。

金沢工業大学で脳科学を研究する田森佳秀さんは、数学に異常な才能を持っている。ある時、私の目の前で折り紙で薔薇をつくってくれた。「これ、最初は大変で、三〇分かかったんだよ。今は一〇分でできるようになったけど」と言う。私は、「そうか。上達したんだな」と薔薇を受け取って、二人で電車に乗った。

山手線の中で、ふと気になって、「あの薔薇は何回折るんだ?」と聞いた。すると、田森さんは黙ってしまった。私もぼんやりと窓から外を見ていた。しばらくして、二駅ばかり過ぎた頃、田森さんはぽつりと、「八四回かな」と言う。

「何回折るんだ?」と聞いたのは、むろん、「およそ何回なのだ?」という意味である。「ツル」など、誰もが知っている折り方でも、改めて何回折るのかと聞かれたら答えられるものではない。「大体一〇回くらいかな」程度の答えしかできない。

まさか、頭の中で折る回数を計算するとは思わなかった。彼にとってそうすることがごく自然な発想であることは、付き合いが長いからわかる。世間から見たら変人だろうが、私にとっては大切な親友である。

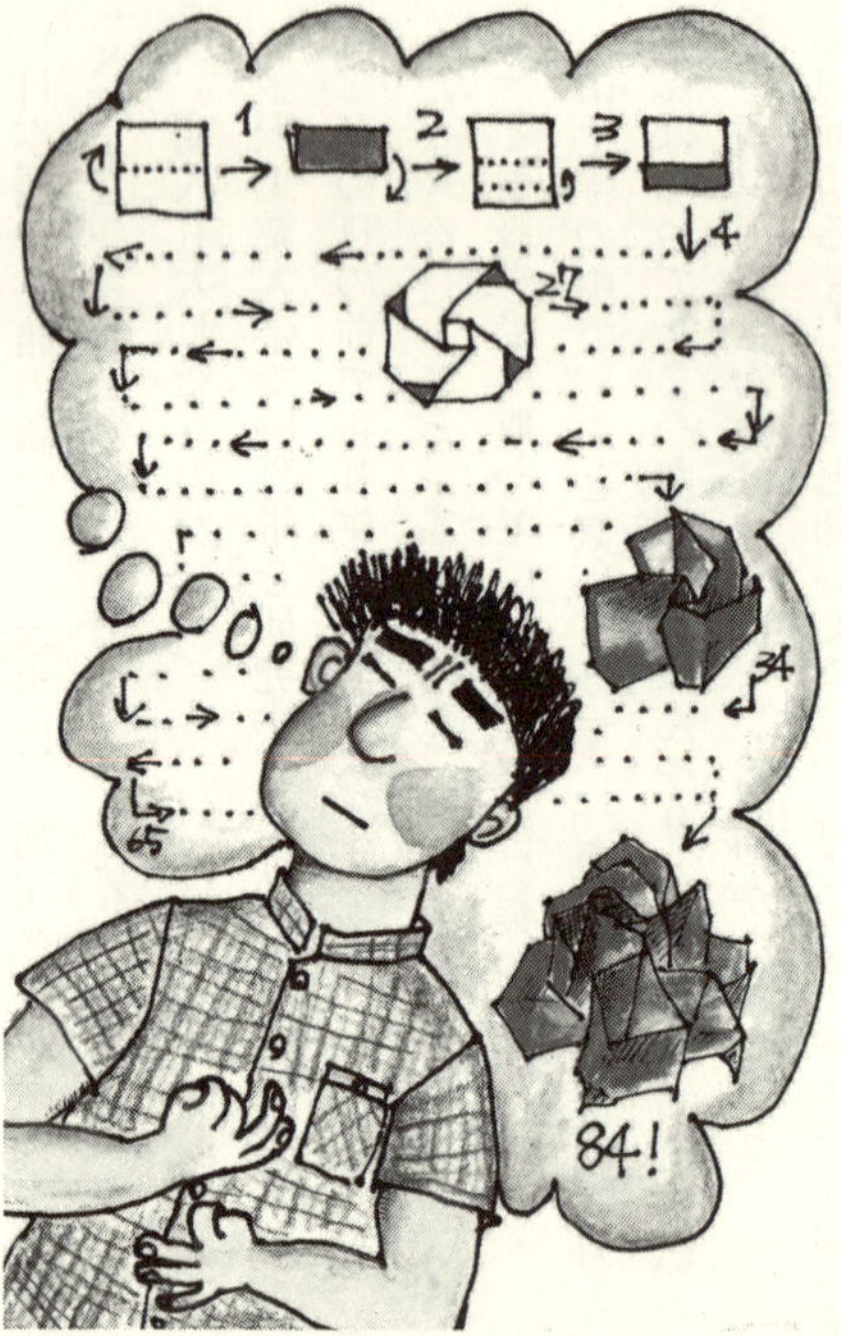

右に紹介した二人以外にも、研究者には変人がたくさんいる。その「変人比率」は、欧米の研究者と比べても、全く遜色がないと思う。

変人の出現率は、本来日本でも欧米でも変わらないのではないか。成人の集団を見た場合に、欧米の人々に比べて日本人は個性が平均的に見ると乏しいということがたとえ事実だとしても、もともとの遺伝的な多様性において日本人が劣るとは思えない。人生の出発点においては、個性のタネが豊富にあるのに、それを発育の過程で生かし切れていないという点に、問題があるように思われる。

私自身の幼稚園や、小学校の頃を思い出してみても、友人たちの中には個性豊かなやつらが多かったように思う。一人ひとりの顔をイメージすると、その人格の強烈な印象が甦ってくる。

大人になっても、例えば飲み会などで本音を語り合っていると、その人の強いインパクトが伝わってくることがある。お酒が入ると本性が出るのは洋の東西を問わないが、ここでも、日本人の個性が、欧米人のそれに比べて劣っているとは思えない。

どのような文化の中でも、変わり者は、世間にある一定の比率でいる。問題は、そのような差異を社会の中で表現できるかどうかであろう。日本の社会の場合、せっかく個性という素晴らしい素材を持っていても、それを表すことを抑制する圧力がかかっているように思われる。

素材はあるのに表に出ていないだけだということならば、その抑制を外してあげればよい。もともと、脳においては、「脱抑制」は自発性を引き出す上で大切なメカニズムである。抑制さえ外してやれば、それほど苦労することなく様々なものが自然に生み出されるのである。創造のメカニズムも脱抑制であるし、何かを成そうという積極性も脱抑制によって導かれる。前頭葉の前頭眼窩皮質を中心とする脳回路をうまく使って、抑制を外しさえすれば、日本人の個性という素材は「大爆発」するはずだ。

日本人にもともと個性がないのではない。ただ、抑制をかけているだけである。そう思うと、日本列島に「眠れる獅子」がたくさんいるように思えてくる。

私の研究者仲間たちは、もともと、抑制をかけるなどということをあまり考えない。研究は、自分のオリジナルな考えを述べてナンボの世界である。もともと、研究には自己抑制はなじまない。

脱抑制を通して自分の内なる個性を表出する。そんな日本人の新しい生き方のモデルケースが、変わり者ぞろいの研究者たちの中にあるかもしれない。

そんなことを考えていると、福山雅治さんが風変わりな天才物理学者を演ずる人気ドラマ『ガリレオ』が、日本の「これから」にとって深い意味を持っているように思えてくる。

寿司職人にみる美味の技法

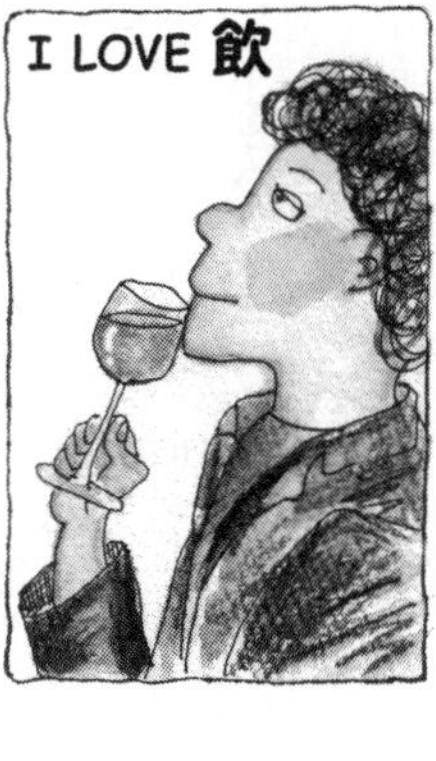

東京の銀座に「すきやばし次郎」という寿司の名店があることは、以前から耳にしていた。ご主人の小野二郎さんは、斯界の「人間国宝」とも讃えられる名人である。一度は行って、その「口福」を体験したいと思いながら、名声に何となく尻込みして、縁がないままでいた。それが、ある機会に恵まれて、うかがうことになった。期待に胸をふくらませて、数寄屋橋に赴く。何度も思い描いたその店が現実化していくことの不思議を全身で感じつつ、時間が流れていく。

扉を開けて飛び込んできたカウンター。その向こうに、小野二郎さんが立っている。一目見て、小野さんの端正な姿に心を打たれた。

常連の作家と編集者、上品な夫婦と二組の先客がすでに座っている。あらかじめ「お任せ」でお願いしていたので、何も言わなくとも次々とお寿司が運ばれてきた。

初めてで緊張していたのだろう。ひと言も発することができないままに、黙って味わった。

美味い！

マグロが絶品だった。口の中ではんなりと溶けて、後味がふんわりと残る。もともとトロの魅力は、脂肪の味わいだが、それに加えて何とも言えない香りがある。

イカの身がじんわりとした甘みを帯びて、ぷりぷりと口の中で踊る。秋刀魚の身が、まるでキュビズムの芸術のように立体的な味わいの中でほどけていく。シャコ。ウニ。アジ。コハダ。どのネタも素晴らしい。

圧巻は、穴子だった。ふっくらとしてご飯の上に載ったその一品を口に入れると、春の雪解けのようにさっととろけていった。それでいて、しっかりと穴子の旨味がある。まるで、魔法のようだった。

取材を兼ねていたので、小野さんの仕草、お仕事ぶりをしっかりと見ていた。握りの所作の速さと正確さに驚いた。ネタを取り、ご飯の入ったおひつに手を入れ、さっ、さっ、さっと三回で形を整える。最後に、ぎゅっと握る。

できあがったお寿司の形は、ほれぼれとするほど美しい芸術品である。そして、その「宝石」を生み出す小野さんの動作は、まるで若きアスリートのようだった。

ひとしきりいただいて、ようやくのことお話をうかがった。言葉を交わしてみると、小野さんはとても素敵で、気さくな方であった。

「動作が速いですね」

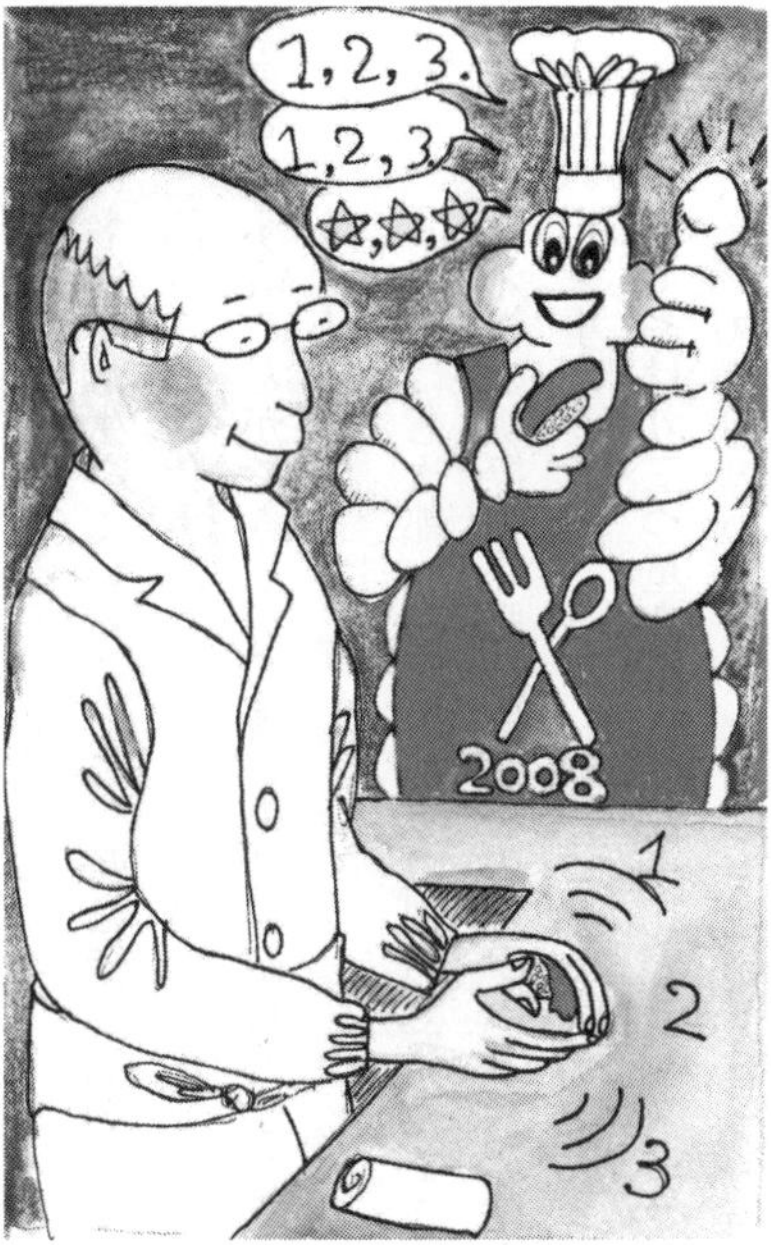

と言うと、小野さんは、

「ええ。こちらからうかがって握る時など、短時間にたくさんの方にお出しいたしますから。その気になれば、一時間で二〇〇や三〇〇〇は握れますよ」

と事もなげに言われる。

頭の中でカチンと当てはまったことがある。もともと、現在の握り寿司のルーツは、江戸の町に現れた屋台にあると言われている。寿司は、いわば現代で言う「ファスト・フード」だったのである。その起源が、現代屈指の名店でも生きていることに、私は深く感動していた。

小野二郎さんのお仕事ぶりは、とても懇切丁寧で、入念である。だからこそ、お客さんに素早く供することができる。心遣いの深さが形となって表れる。

「ここに真実があった！」

その「すきやばし次郎」が、アジアで初めて発売された「ミシュランガイド東京」で、三つ星に選ばれた。実際に小野二郎さんの仕事ぶりの素晴らしさを体験した者として、心からうれしい出来事だった。

同ガイドでやはり三つ星を獲得した恵比寿のレストラン「ジョエル・ロブション」を開いているフランス料理界のカリスマ、ジョエル・ロブション氏は、「すきやばし次郎」の常連だという。

「ロブションさんの舌は凄いですね」

と小野二郎さんがおっしゃる。

「お出しして、美味しいと思ったものは、もう一つくれと言われる。それが、その時の旬だとか、こちらが力を入れて仕入れたものばかりで、それをぴたりと当てるんですからねえ」

味の道を究めた者どうしだけがわかりあう世界があるのだろう。

すっかり、「すきやばし次郎」を気に入ったロブション氏。ある時、店のカウンターのサイズを測っていったのだという。そうして誕生したのが、六本木ヒルズ内にあり、今回のガイドで二つ星を獲得した「ラトリエ　ドゥ　ジョエル・ロブション」。

海の幸を厳選し、その美味しさをできるだけ加工することなく、しかし入念な仕事をして素早く供する。ロブション氏の舌が正確にとらえたように、その美味の技法は、世界に通じる普遍的なものである。

今回の「すきやばし次郎」の三つ星獲得は、日本が誇る食文化が世界に広まっていく上で画期的な出来事だったと歴史に刻まれることになるだろう。

「プロフェッショナル　仕事の流儀」では小野二郎さんのお仕事ぶりを取材し、ミシュランに三つ星と認められ、今、フランス料理界のトップに立つジョエル・ロブション氏が尊敬してやまない生ける至宝の奥義に迫った（二〇〇八年一月八日放送）。

特殊だと思っていた日本の文化の中に世界に通じる普遍的な価値があることに、私たちは気付き始めている。

勝負は空気を読んだ後！

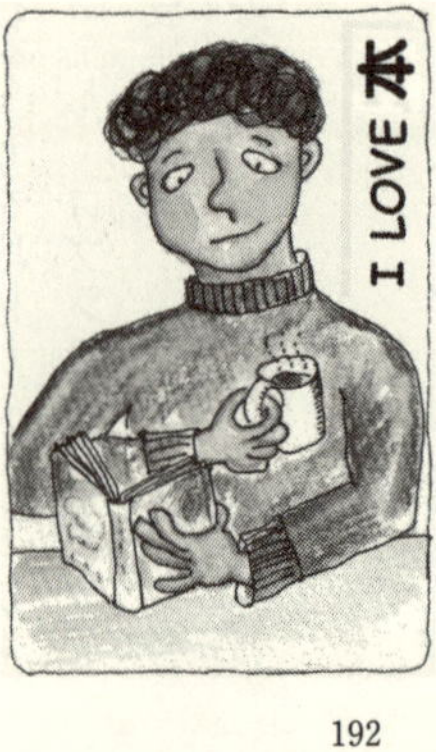

ヒットする歌というものは、ふと耳にした瞬間に、なぜか心に残る。コンビニで買い物をしている時にサビの箇所が流れていて、何という歌かわからなくても、その部分だけ記憶に定着されるということは多い。

同様に、流行り言葉というのは、最初に聞いた瞬間に「あっ」と忘れられなくなってしまうインパクトがあるものである。耳にし、目にした際に受ける印象で、どれくらいの人口に膾炙するかはほぼ決まっているようにも思われる。

「やばい」という言葉は、もともとは「危険」という意味で使われていたが、最近の若者は「よい」とか「美味しい」といった肯定の意味でも使う。最初に若者言葉の「やばい」を耳にした瞬間のことはよく覚えている。脳裏に焼き付くほどのインパクトがあった。

ＪＲ山手線車内で、渋谷駅から乗ってきた女子高生三人が「ねえ、今度のカレシ、ちょーやばくない？」「うん、やばいやばい」と会話しているのを聞いたのである。付き合っているボーイフレンドが危険な男だと言っているのではなくて、素敵だ、格好いいとほめているんだな、というニュアンスが伝わってきた。「やばい」という言葉の語感が、心に残った。

言葉は時代とともに変わっていく。正しい日本語を守ることも大切だが、新しい言葉が登場するのは言葉が生きものである以上当然のことである。しかし、時には新しい言葉に反発を感じることもある。その言葉が象徴している世界観に違和感を抱くのである。

「ＫＹ」（空気が読めない）という言葉が若者たちの間で流行っていると聞く。もともとは「空気を読め」の略語として使われていたのが、「あいつはＫＹだ」というように、「空気が読めない」という意味で使われるようになったらしい。

最初に聞いた時から、何だかいやな感じがした。自分は使いたくないと思った。素直に受け入れられないのは、日本文化の中の「ピアプレッシャー」（仲間たちからの圧力）の強さを思い起こさせるからである。

日本人は個性が乏しいと言われて久しい。学校や社会で、「周囲と同じにしろ」「空気を読んで、それに合わせろ」という同化圧力が強すぎるのが、素晴らしいことも多い現代の日本文化の最大の欠点の一つである。

若者が「KY」などと言うのは、世間の同化圧力を敏感に受け止めてのことだろう。その意味では、世の中にうまく適応しているとも言えるが、問題はその結果、どんな社会ができるかということである。

次々とイノベーションを起こし、社会を劇的に変えつつある情報技術（IT）のことを考えればわかるように、現代において富と繁栄をもたらすのは、「皆と同じにする」という「同化」の精神ではない。むしろ、他の人と違ったことをやるという「異化」の志である。創造性を巡るグローバルな大競争のことを考えると、「KY」などと言って談合している場合ではない。

人間は年齢を重ねると、どうしても保守的になるものである。しかし、若いうちからそうでは困る。本来、新しいものをつくろうという機運に満ちているはずの若者が「空気を読めない」などとお互いに揶揄しているようでは、この国の将来は危うい。「KY」という言葉に接すると、私は憂鬱になるのである。

ところで、「空気を読む」ということ自体は、否定されるべきことではない。問題は、空気を読んだ後で、どのような行動をとるかである。同化圧力に合わせるのか、それとも我が道を行くのか。空気を読んだ後の選択にこそ、真の分岐点があるのである。

人間の脳の前頭葉には、他人の行動と自分の行動を鏡のように映し合って表現する「ミラーニューロン」と呼ばれる神経細胞がある。ミラーニューロンを含む回路の働きで、私たちは他人の心を読み取ることができる。

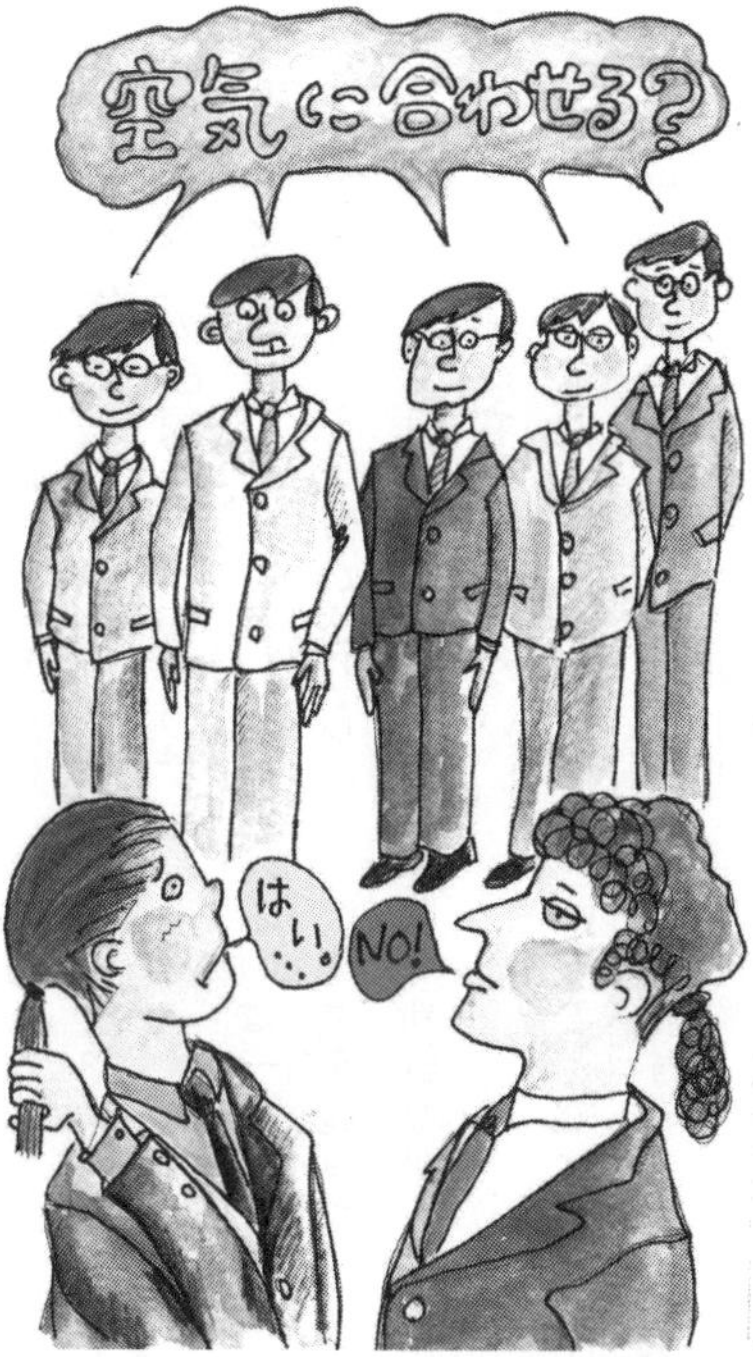

日本人だけがミラーニューロンを持っているのではない。個性を大切にするアメリカ人だって、もちろん他人の心を読む能力はある。「空気を読む」のは、ごく当たり前の能力である。個性が輝くかどうかの鍵は、空気を読んだ後にどうするかという点にある。
他の人とは違う独創性を

発揮するユニークな個性の持ち主だって、もちろん「空気を読む」ことくらいできる。それは前提にした上で、自分の思いが伝わる表現法やコミュニケーションのやり方を工夫する。これが、人生の醍醐味というものである。

「KY」と気軽に口にする者に感じられるのは一種の怠惰である。空気を読んだ上で、敢えて何かをするという気概が感じられない。空気を読みっぱなしにして、あとは無為にじっとしている。これでは、新しい時代を切り開く新鮮な動きなど生まれようがないし、何よりも本人の人生にとってもったいない。

もともと、日本人に個性がなかったということではない。応仁の乱以降の一〇〇年以上にわたる戦乱の世においては、むしろ個性を発揮することで道を開く男たちが輩出した。織田信長、豊臣秀吉、徳川家康。戦国の「三大武将」の名を挙げただけでも、その個性はまぶしいばかりである。

空気を読むのは当たり前。問題はその後である。周りにただ合わせるのか、それとも工夫して個性を発揮するのか。空気を読んだ後のことを考えるのが、日本人にとっての大切な宿題である。

第六章　今の私を引き受けながら

本章のあそびかた

「今を生きている」という質感

古今東西、優れた芸術作品というものは、時を超えて、まさに普遍的な価値を持っている。どのような流行り廃りがあったとしても、それを乗り越えて多くの人に訴えかける力。そのような素晴らしい属性を持っているからこそ、古典はいつまでも人々の心の中に残り、色褪せない。

その一方で、不思議なことのようだが、古典として残る作品には、必ずその時代の「今を生きている」実感がある。むしろ、そのような同時代性がないものは、あたかも宙に浮いている造作物のごとく人々の心を離れ、それをとらえることができない。

例えば、日本映画の名匠小津安二郎監督の作品『お早よう』(昭和三四年)。舞台は下町の長屋。ちょっとした行き違いから、ご近所同士がいがみ合い、幼い兄弟が家出をする。他愛ない生活世界を描いているようでいて、実は不和や戦争の起源という人類普遍の問題をさりげなく扱う、小津監督会心の作品である。

この作品の最後のほうに、家出をした子どもが発見され、先生に連れられてしょんぼりと家に帰ると、玄関にテレビの箱が置いてあるのを見つけるシーンがある。兄弟は一転して大喜びする。もともと、家出をした理由の一つに、家にテレビがないのでお隣りに大相撲中継を見に行き、それで怒られたという経緯があるのである。

弟は嬉しさのあまり、自分たちの部屋で、思わずフラフープを回し始めてしまう。騒ぎを聞きつけた父親が、「こら、うるさいとテレビを返しちゃうぞ!」と脅かすが、弟は、「うそだよ。目が怒っていないよ」と取り合わない。それまでの重苦しい雰囲気が何とも言えない解放感に変わる、素晴らしいシーンである。

もちろん小津監督は、いつまでも変わらぬ人々の心の機微を描き、だからこそ『お早よう』は名作として語り継がれているのだが、同時にそれが鮮烈に時代に寄り添っていることも確かである。大流行したフラフープ。熱烈な憧れの対象だったテレビ。そのような当時の「今を生きている」質感が、私たちの胸の中に何とも言えない爽やかな風を吹かせるのである。

私たちは、どんな時も人生を棚上げしてはいけない。常に、「今、ここ」で生きているという実感から離れてはならない。とにかく、その時々の「生」に没入して、懸命にやってみること。そうすると、不思議なことに、ちゃんと普遍性に通じることができるように世界というものはなっているらしい。

天の配剤か、脳の神経細胞の活動は「今を生きている」質感に、それとわかるマークを付けてくれる。すなわち、日常で感じられる様々な「クオリア」——水が冷たいこと、空が青いこと、砂糖が甘いこと——まさに今しか感じられないクオリアに向き合うことで、私たちは二度とは戻らない現在を全うしながら、永遠不変の真理をも垣間見ているのである。

プラトンの言う「イデア」の世界は、私たちが息づく一瞬一瞬のうちに、鮮烈で親しみのあるかたちで刻み込まれているのだ。

社会の中のテリトリーを疑う

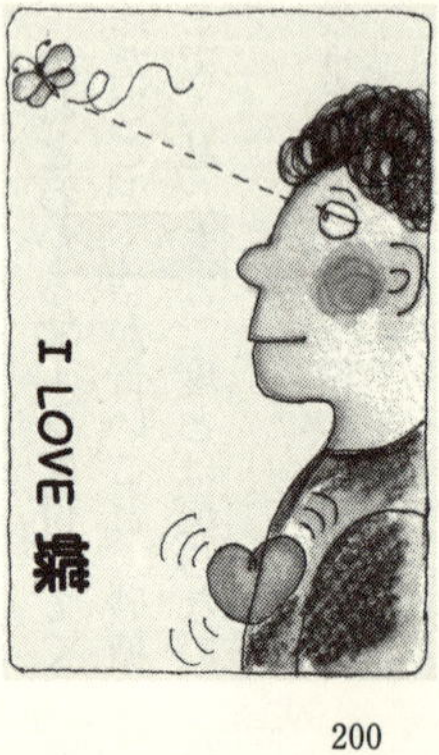

仕事で東海道をよく往復する。ある時など、一週間に新幹線で四往復したこともあった。子どもの時の「夢の超特急」がすっかり日常と化した。ありがたいような、もったいないような奇妙な気分である。

人間の脳というものは不思議なもので、突然あることに気付く。日常のありきたりの時間の流れの中で、脈絡なく何かを発見するのである。その発見がトバ口となって、様々な思考が流れ出す。これがいわゆる「アハ体験」である。新たな気付きが生まれる度に、人生の深みが増す。

気付きは、しばしば違和感から始まる。先日も、新幹線に乗っていて、突然気付きが訪れた。それぞれの座席で寛いでいる人たちをぼんやりと眺めている時に、急に「あれ?」と違和感を覚えたのである。

人間の社会では、指定券を買ってそれぞれの席に座るのは当たり前だ。しかし、自然界ではそうではない。生物は、それぞれの居場所を守るためにいつも闘っている。「ここはオレの場所だ」と宣言しても、他の生きものがそれを尊重してくれるとは限らない。野原で蝶を追いかけていた少年時代以来、生きものたちのそんな宿命を、至るところで目撃してきた。

朝、時間がある時は、近くの公園をジョギングする。水を浅く溜めたビオトープのところで必ず立ち止まる。しばらくメダカやアメンボたちの様子を眺める。すっかり日課となった。

アメンボたちの様子を見ていると、お互いに縄張りを主張して忙しい。一匹が動くと、他のアメンボたちもつられて移動する。「おい、ここはオレの水面だぞ！」と言い張っても、誰も聞いてはくれない。

スイスイスイ、追いやられてスイスイスイ、またもや追われてスイスイスイ。アメンボたちの動きが伝播《でんぱ》し、波紋が広がっていくのを見ていると飽きることがない。人間は傍観者だから、心が癒やされたりするが、当のアメンボたちはさぞや忙しいことだと思う。人間のように、指定券を買ってそこで寛いでいられるのならばどんなによいだろう。しかし、アメンボたちの世界に、「指定席」はないのだ。

生命にとっては、空間はもっとも貴重な資源の一つである。それが有限である以上、当然争いが起こるのである。

もっとも、人間も、アメンボのような気持ちになることがある。一緒に旅行する友人と離れた席でしか切符がとれず、一時的に空いている指定席に座っているような時。停車駅が近づくと気が気ではない。誰かが歩いてきて、チケットを眺め、怪訝な顔をすると、心臓がドキンと高鳴る。

「あっ、すみません。こちらの席ですか」と言って、あわてて立つ。チケットを持った人は、当然という表情で座る。再び近くの空いている指定席に座ったとしても、また同じ内心の葛藤が繰り返される。

自分たちのことならもちろん切ないが、そうやって次から次へと指定席を移っている人たちを見ていると、何だかこちらまで苦しくなってくる。それが家族連れだったりすると、何とかしてあげたくなってしまう。

人間をはじめとする動物の脳の中には、自分のテリトリーを確保しようとする本能が植え付けられている。自分の場所を持ちたいというのは、生きものとしての根源的な希望なのである。

他の生きものが来た時、追い払うのか、共生するのか、それとも自分が逃げ出すのか。人間の脳で言えば、空間や身体イメージの表現を司る大脳皮質の頭頂葉や、情動を司る大脳辺縁系の働き、そして前頭葉の自我の統合作用などが複雑に絡み合った認知プロセスの結果として、テリトリーが決まっていくのである。

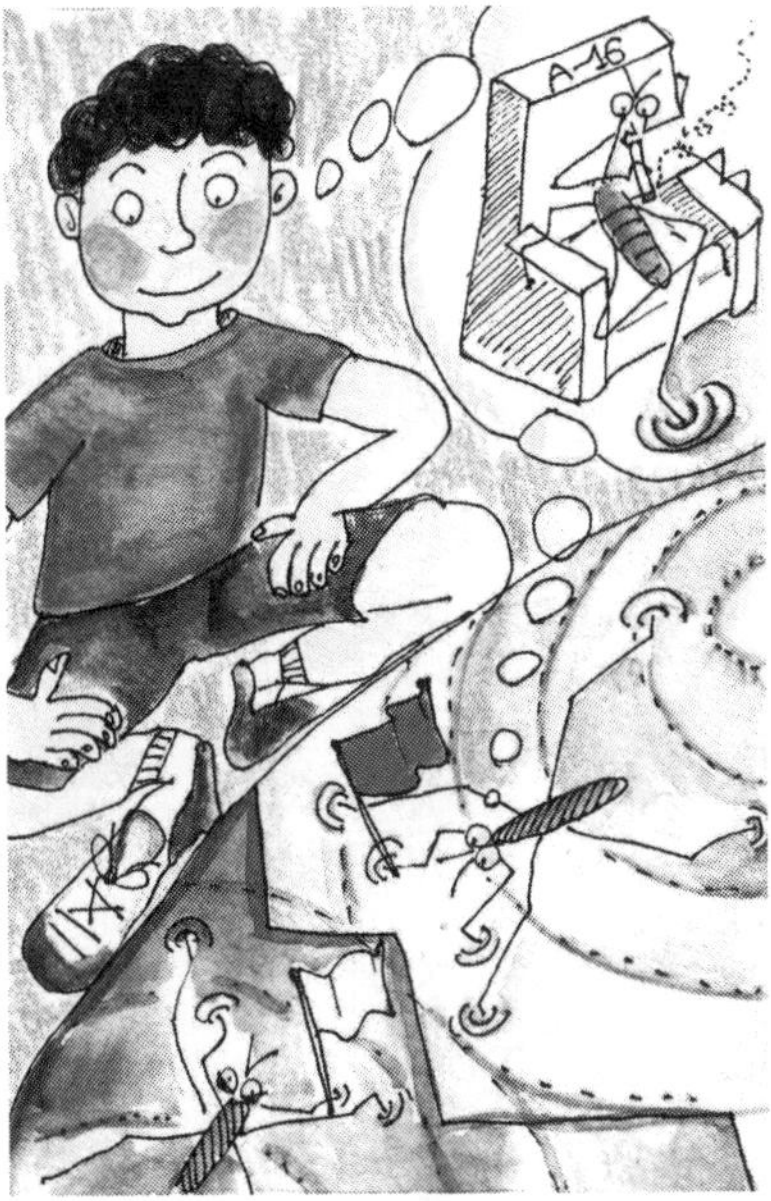

人間は、お互いのテリトリーを尊重することで、高度な社会生活を営んでいる。自分の家でゆったりと眠ることができるのも、お互いの領分を尊重するからである。旅行先のホテルの部屋でゆったりとした時間を過ごせるのも、社会的な秩序の結果である。

時には、そのような仕組みが私たちを苦しめることもある。家でも、学校でも、社会でも、自分のテリトリーを確保できずに苦しむ人たちがいる。水面の上のアメンボたちならば、皆平等。スイスイスイと泳いで行けばよいが、人間の社会には、たくさんの目に見えない障壁がある。ガラスの天井がある。

新幹線の中で、それぞれの指定席で寛いでいる人々の姿。見慣れた風景の中にふと感じた違和感から出発して、社会の中のテリトリーというものを、一度は疑ってみる気になった。

それぞれの領分を守ることは大切だが、それがいきすぎると少し息苦しい。水面をスイスイスイと泳ぎながら自由にポジションを変えるアメンボのように、柔軟にテリトリーを変化させる。私たちの生を充実させるためには、そんな智恵が時には必要なのではないか。

列車で知り合いどうしの席が離れている人がいたら、代わってあげる。会議でいつも座る席をお互いに交換してみる。いつも食べるだけのお父さんが、日曜日に料理をつくる。いつの間にか当たり前のこととして前提としていたテリトリーが揺らぐ時、私たちの命の芯が柔らかにほどけ始める。

生きる上で、自由であることと厄介なことは表裏一体の関係にある。今いる場所の居心地がよいと感じる人は、水面をスイスイスイと泳ぐアメンボたちの一瞬も気を抜けない生活と、自分の人生を重ねてみてはどうだろう。

表現者の生活

改札に近づくと、新潮社の池田雅延さんが私に気付いて手を挙げた。

「やっぱり雨になりましたね。私は、雨男で、小林先生のお宅に伺う時は七、八割は雨になったものです」

「東京にいる時は晴れていたのに、鎌倉に近づくにつれて一天にわかにかき曇る、なんてこともあったんですか？」

「ははは。そんなこともあったかもしれませんね」

愉しい会話から、記念すべき午後が始まった。

池田さんは、日本における文芸批評を確立した小林秀雄さんの担当編集者を長年つとめられた。とりわけ、畢生《ひっせい》の大作『本居宣長』の執筆の過程をつぶさに見て来られた方である。

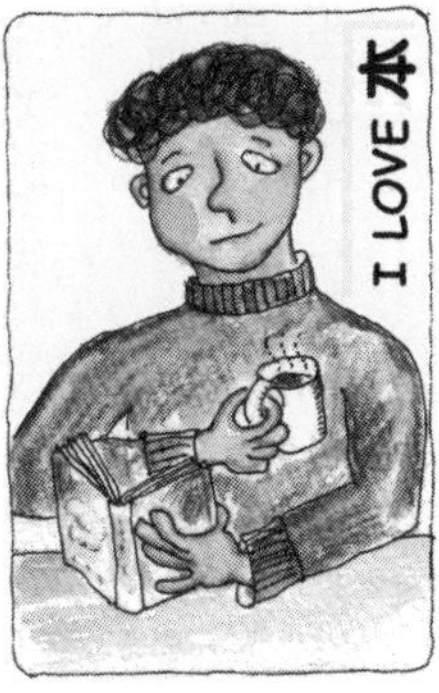

その日は、小林さんが長年にわたって住まいとした「山の上」の家を初めて訪問することになっていた。ある雑誌の企画で、小林秀雄の旧宅を眺めながら「家と記憶」について考え、語る手はずになっていたのである。

そのことを池田さんにご報告すると、「茂木さんが小林先生の山の上の家に行かれるのに、私がご一緒しないわけにはいきません」と言ってくださった。そして、言葉通り、鎌倉までいらしてくださったのである。

鶴岡八幡宮の横を車が走っている時に、池田さんが思い出したようにこう言った。

「ここはね、小林先生と永井龍男さんがエントロピーの話をしながら歩いた道なんですよ」

「エントロピー」とは、科学上の概念で、あるシステムの「乱雑さ」を表す。宇宙は次第にエントロピーが増大する方向に、すなわち乱雑さが増す方向に進化していく。これが有名な「熱力学の第二法則」である。

小林秀雄さんが、エントロピーについて熱心に語る。これは面白そうだと耳をそばだてる。

「横須賀線の中で、小林先生が永井さんにエントロピーの解説を始めたんですが、永井さんがなかなかわかったと言わない。鎌倉駅で降りても、小林先生は夢中になって説明を続けた」

「なるほど」

「それで、この道を歩いている時に、小林先生があまり熱心になり過ぎて、永井さんのほうにぐっと寄っていった。それで、永井さんは、押されて、溝の中に落ちてひっくり返っちゃったんです」

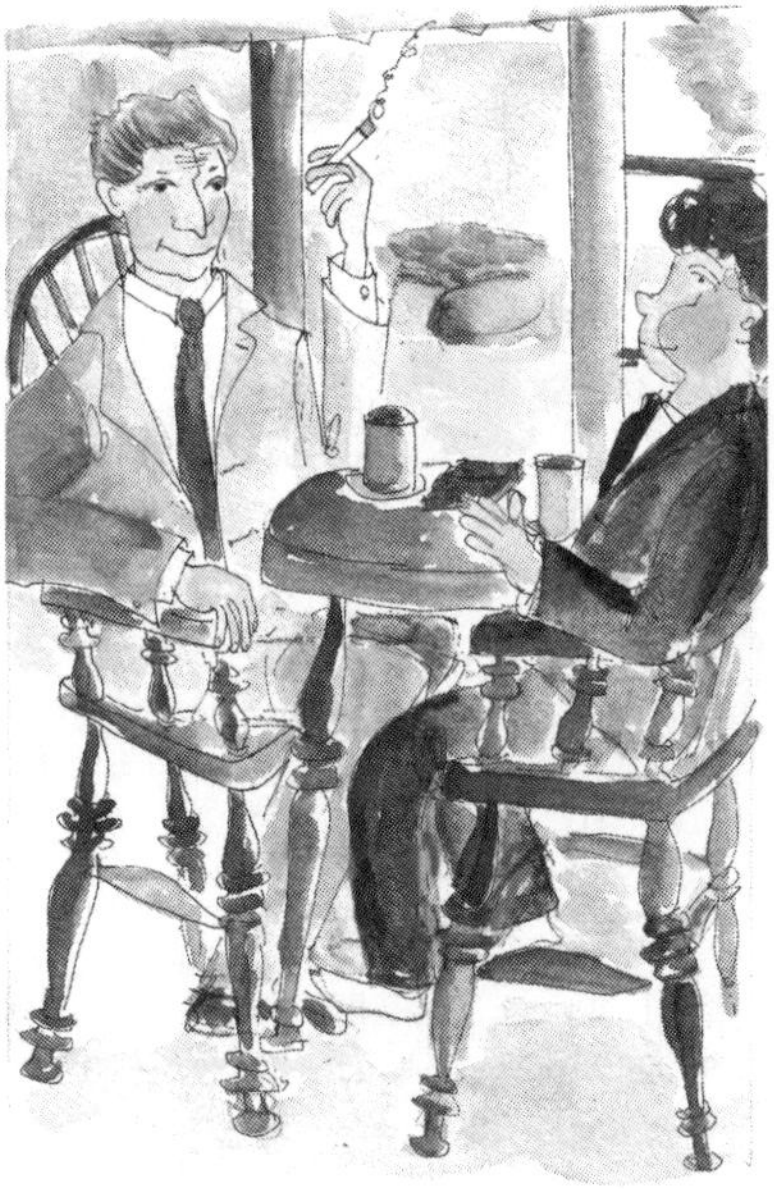

「ははは。それは面白い。いや、ひどい」
「それで小林先生は、永井先生のほうを見下ろして、いいか、永井、これがエントロピーだ、わかったか、とおっしゃったそうです」
若い頃、詩人の中原中也との長谷川泰子をめぐる三角関係に始まり、戦争中の『無常といふ事』『当麻』といった迫真のエッセー、そして戦後の『近代絵画』『ゴッホの手紙』『本居宣長』といった批評の「大山脈」まで。熱いパッションを胸に秘めた小林秀雄という人の真骨頂に触れる思いがした。

現在「山の上」の家を管理している吉井画廊のご厚意で、今回の訪問が実現した。坂道を上り詰めたところに、画廊の吉井篤志さんが待ってくださっていた。

家というのは、不思議なものである。長い間住んでいる間に、その人と一体化してくる。家具の微妙な配置や、壁に掛けられた絵、椅子の手触りにまで、住んでいた人の生活が忍ばれる。

小林さんは、戦後間もなく売りに出されていたこの家を訪れて、庭から遠く見える海の中に遥か大島の姿を認めてすっかり気に入り、即断で買われたのだという。

幸い、当時の姿のそのままに吉井さんが残してくださっている。大島を見晴るかす庭に面した応接間で、いつも小林秀雄さんが接客していたという椅子に座り、池田さんと向かい合った。

「いつも先生はその椅子に座って、私がこちらの椅子に座ってお話ししていたのです」

「大勢が来てにぎやかなこともあったのではないですか？」

「そのようなことは案外なかったのです。先生は、お客さんがいらっしゃるという時には、他の方はお呼びにならず、その人と誠心誠意向き合うということを好まれていたようでした」

かつて、夏目漱石は鈴木三重吉への手紙の中で「死ぬか生きるか、命のやりとりをする様な維新の志士の如き烈しい精神で文學をやって見たい」と書いた。同様に、小林秀雄という人も、命のやりとりをするような思いで文芸批評という仕事に向き合っていたように思う。戦国の武士ではないのだから、普段は一人の生活者だったはずだ。本を読み、原稿を書き、散歩する。夕刻になれば晩酌する。そんな時間の流れの中で、今日に至るまで多くの人に読み継がれる迫力に満ちた名文を生み出す。故人の生活のありありとした雰囲気を、私は呼吸し、思い描こうとしていた。

毎日の生活というものは、二度と戻らぬ私たちの生の「一回性」の積み重ねである。そのような生活の有り様が「表現」の中に結実する。

自分の芯をしっかりと持ち、かといって独善にも陥らない。市場の需要に一方的に奉仕するのでもなく、世間といわば「相思相愛」のうるわしき関係を結ぶ。そのような境地を、すべての表現者は夢見ている。いつになっても変わることがない表現者の生活の一つの理想の姿を、小林秀雄さんが三〇年近く住んだ「山の上」の家に見た。

自分の感覚を信じる

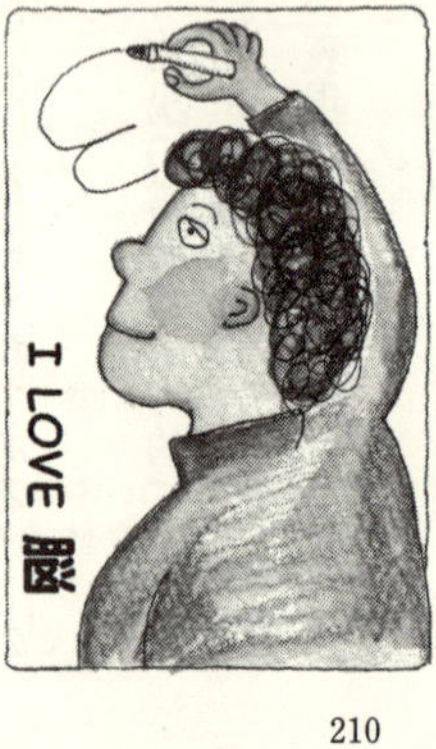

イチロー選手を初めて「生」で見たのは、オリックス時代、西武ドームでのことだった。私は、西武側の外野席に座っていた。イチロー選手がライトの守備位置に着くと、観客がどよめいた。練習の時から、イチロー選手の動きは違っていた。有名な背面キャッチの動作。フライを追いかけて着地点に入る軌跡。普通の選手とはまるで「別の生きもの」のように見えた。

その後、イチロー選手は海を渡り、大リーグのシアトル・マリナーズに移籍した。大リーグでの大活躍は皆が知る通り。移籍一年目に、いきなり首位打者のタイトルを獲得し、MVPと新人王に輝いた。

その後も、オールスターゲーム出場及びゴールドグラブ賞選出を七年連続で達成するなど、今や大リーグを代表するスター選手となった。

二〇〇四年、ジョージ・シスラー選手が持っていたシーズン最多安打記録を破ったことは今も記憶に鮮明である。私も、衛星生中継で見守っていた。打球が外野に抜けていった瞬間、球場の空気感が変わった。満員の観客に向けて手を挙げるイチロー選手の姿が、すでに伝説化したアイコンのように見えた。

イチロー選手というと、寡黙で禁欲的、そして求道者的なイメージがある。最初にお目にかかった時、実際のイチロー選手がそのような印象からは程遠いのに驚いた。

何よりも言葉に勢いがある。反射神経も鋭い。一つひとつの身振り手振りに凄みがある。剣豪が名刀をびゅんびゅんと振り回しているかのようだ。

それで、ははあと思った。イチローさんは、「生きものとして元気」な人なのである。考えてみれば、そうでなくては困る。野球は、力と力がぶつかり合う真剣勝負。寡黙や禁欲だけでは、とてもイチロー選手のような高みに達することはできない。

「プロフェッショナル　仕事の流儀」の新春スペシャルでイチロー選手を特集することになった（二〇〇八年一月二日放送）。取材で訪れたシアトルで、「生きものとして元気」というイメージは一層強まった。

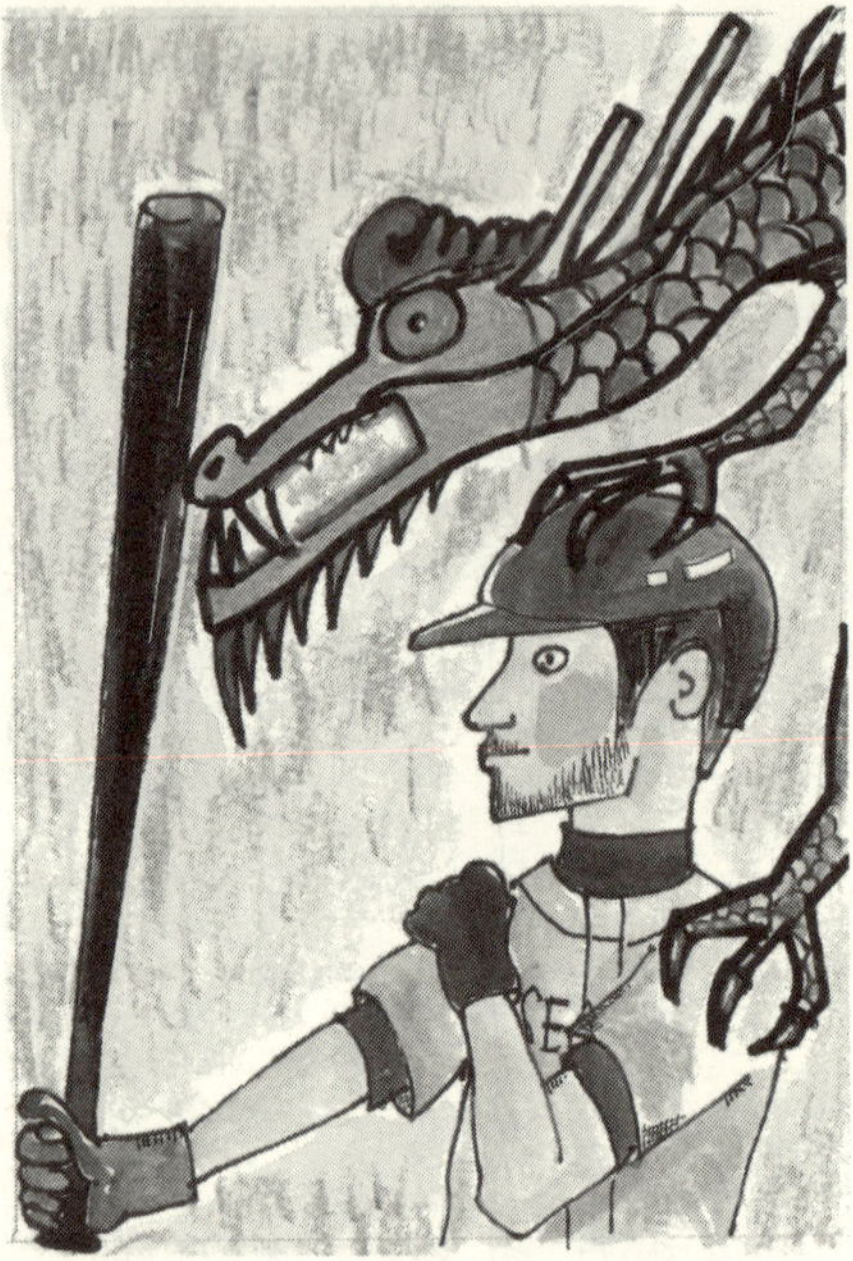

時速一五〇キロの投球は、投手の手を離れてから〇・四秒でホームベースに到達する。そのスピードに対応するためには、敏捷でしなやかな身体と運動能力を持たなければならない。イチロー選手の動きは、かっかと燃えるかのようである。草原を行くチータのような活気とエネルギーがなければ、野球という競技におけるアスリートとして頂点を極めることはできないのである。

身体能力だけではない。心理的な側面においても、寡黙で禁欲的というメディアの中でつくり上げられたイチロー選手のイメージは、現実のその人とは違っているように思われた。

実際のイチロー選手は、クールどころか、極めて情熱に満ちた人だったのである。熱いマグマが内側にたぎっている。そんな印象を持った。下手をすれば暴走しかねないその溶岩の噴出を、類い稀なる感覚で縦横にコントロールしている。

イチロー選手は、自身の中に一頭の「龍」を飼っている。間近でたっぷりとお話しして、私はそのことを確信した。内なる「怪物」の制御があまりにも見事なために、私たちはそこにクールな求道者を見てしまう。しかし、求道者であれば、イチロー選手になれるわけではない。「過剰」を刈り込んで整えることはできるが、何もないところからエネルギーを無理に引き出すことはできない。

もともと過剰を内に秘めている者だけが、鍛錬の末に凜と張り詰めた動きを現出することができる。イチロー選手は、極めて精巧に制御された「龍」なのである。

もう一つ感銘を受けたのは、イチロー選手があくまでも自分の感覚に忠実に生きてきたことである。

バッティングフォームが普通ではないと指摘されても、セオリーに合わないと言われても、イチロー選手は自分のやり方を変えなかった。自身の感覚を信じた。

オリックス時代、訪れた工場で一つのバットを握った瞬間、「これだ！」と思ったとイチロー選手は言う。普通のバットよりも細く、球をとらえる「スイートスポット」も狭い。常識に従うならば、自分の野球人生を託すことは躊躇することだろう。

それでも、手に取った瞬間の「これで、ボクは安打を量産できる」という感覚をイチロー選手は信じた。その結果がどうなったかということは、誰もが知るところである。

「よくつぶされませんでしたね」

私は感嘆した。「ははは」イチローさんは笑った。「生きものとして元気」というイメージが再びよみがえった。

セオリーと違うと言われても、修正しろと迫られても突っぱねる。そのようなことができたのも、イチロー選手が内に活発なるマグマを秘めていたからではないか。幼い子どもは案外頑固なものである。溢れるエネルギーに支えられて「自分の感覚を信じる」ことを貫く。

どれくらいの生のエネルギーに支えられて自分の感覚を貫くことができるか。イチロー選手の辿ってきた軌跡は、どんな分野の人にとっても、一つの鑑となる。内なる情熱とそれを活かす精緻なる感覚が高みへと運んでくれるのである。

忙中閑あり、椿の効果

二〇〇七年はとにかく忙しかった。朝起きてから眠るまで、毎日ずっと働き詰めだった。授業。研究。学生との議論。論文の推敲。講演。テレビの収録。締め切りが迫った（あるいはもう過ぎた）原稿の執筆。国外の学会への出張。

歳末のある日。次の仕事のために都内を移動していた。電車の乗り換えで、四分間待った。いつもならばすぐに本や論文を取り出すのだが、同行の人がいるので珍しく何もしないで佇んだ。

四分間もただぼうっと立っていられる。なんてのんびりして幸せなんだろう。心にしみた。人間、どんなことでも慣れるし、意外なことに喜びを感じられるものである。ホームでの待ち時間を幸せに感じることもできる。

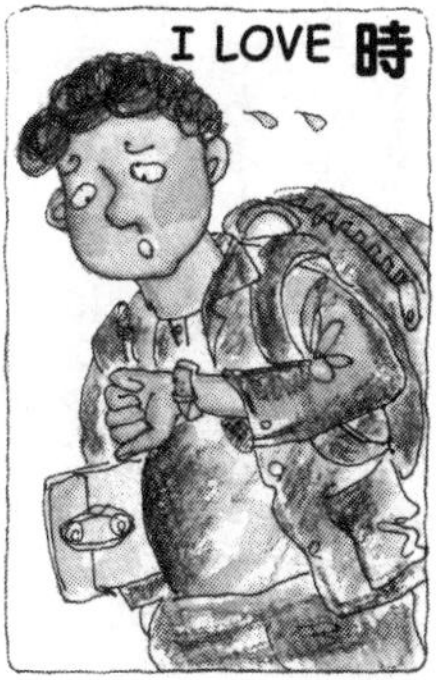

もっとも、あまり自慢できることではない。もう少しゆったりとした時間を過ごしたい。新年の「誓い」、及びちょっと切ない「願い」である。

ところで、電車の中やホームに立っている時に飛び込んでくる広告は、案外効果的なものである。忙中閑あり。ちょっとした心の隙間に、すっと入ってきて響く。一九九五年にフランスのナント市で始まり、二〇〇五年からは日本でも開催されている「ラ・フォル・ジュルネ」のことを初めて知ったのも、電車の広告を通してだった。

ゴールデン・ウィークに開かれるクラシック音楽の本格的な連続演奏会。家族連れでふらりと行ける至って気楽な雰囲気。それでいて、安易に妥協することなく本物を提供する。ポスターからそんなコンセプトが伝わってきた。

大いに心を動かされて、さっそく会場にでかけた。聴いたのはベートーベンの『田園』交響曲。ホールを包む独特の熱に感染した。ラ・フォル・ジュルネのファンになった。

実は、その後もまた、駅の広告に心を動かされた。映画『椿三十郎』の宣伝である。織田裕二さん主演による歴史的名作のリメーク。どんな風につくってあるか関心を惹かれたが、なかなか劇場に足を運ぶ暇もない。それで、本家の『椿三十郎』にもう一度触れたくなった。

黒澤明監督の作品は大体観ている。『用心棒』『椿三十郎』『生きる』『七人の侍』『天国と地獄』『隠し砦の三悪人』『夢』『まあだだよ』……。日本の映画史に残る数々の傑作の中でも、三船敏郎演じる浪人が宿場の無法者同士の対立を巧みな策略と剣さばきで解決する『用心棒』と、その続編ともいえる『椿三十郎』の二つは特にお気に入りである。しかし、忙しさにかまけて最近は観ていなかった。

さっそくDVDを購入。最初から最後までゆっくりと観る時間はないので、仕事をしながらちらちらちらと観た。

三船敏郎が演ずる侍がある藩の騒動に巻き込まれる。血気盛んだが勘違いが多いちょっと困った若い侍たちを率いて、藩の支配をたくらむ悪党たちを成敗する。『用心棒』と同様、スピード感あふれる殺陣《たて》のシーンが魅力的。それに加えて奥行きを増しているのが城代家老の奥方と娘が醸し出すのんびりとしたユーモアである。殺気だったやりとりの最中に間が抜けたせりふを吐く二人に、三船はすっかり調子を狂わされる。

奥方が三船に「あなたの名前は？」と尋ねると、三船は困り、救いを求めるかのように庭を眺める。そこに咲いていたのは椿の花。「私の名前は……椿……三十郎。いや、もうそろそろ四十郎ですが」と答える。「面白い方ね」と笑う奥方と娘。男たちのドスの利いたやりとりの中に、一瞬爽やかな風が吹く。

緊迫した物語の中で、椿は心の余裕を象徴する。クライマックスのシーンでも、椿が象徴的な役割を果たす。計略を練って敵方の屋敷に潜入した椿三十郎。隣の屋敷で待機する若侍たちへの「突撃」の合図は、二つの屋敷をつなぐ流水に椿の花を放つことだった。

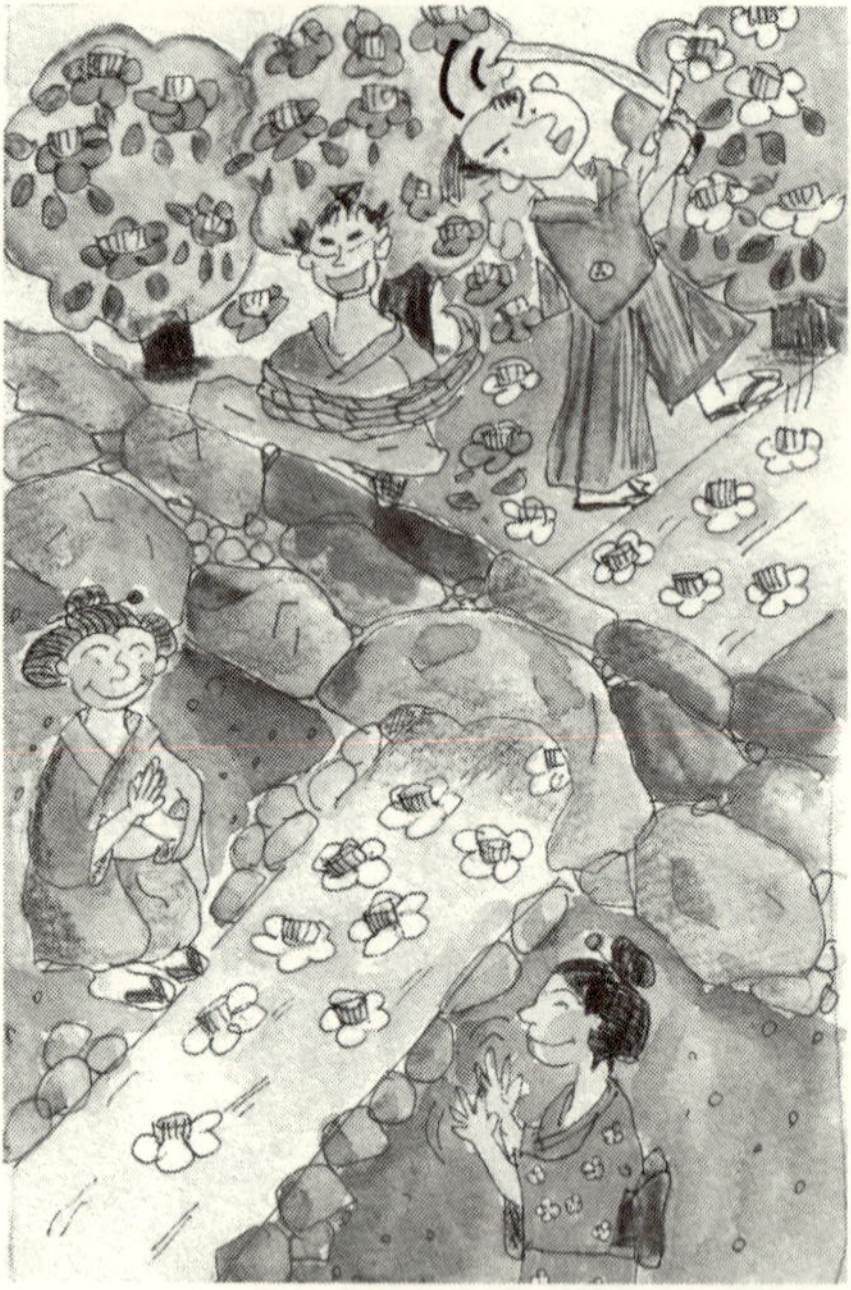

椿の花を集めていた三十郎は、仲代達矢が演ずる敵方の切れ者に見つかる。庭で縛られる三十郎。隣の屋敷では、若侍たちが合図の椿が流れてくるのをまだかまだかと待ちかねている。

そこで三十郎は一計を案ずる。ちょっと間が抜けた敵方の長老たちに、「椿を流すのは襲撃の中止の合図だ」とウソをつく。長老たちが、あわてて椿を流す。たくさんの鮮やかな椿が流水に乗り隣の屋敷にたどり着く。「合図が来たぞ」と喝采する若侍たち。見事なクライマックスシーンである。

面白いのは、奥方と娘の反応。男たちは、生きるか死ぬか、やるかやられるかというギリギリの崖っぷちにいて、命を賭けた合図として椿を使っているのに、「まあ、なんてきれいなんでしょう」などとのんびり応えている。そのようなずれに込められた遊びの精神。黒澤明監督のユーモアが名作『椿三十郎』に何とも言えないのびやかな味わいを与えているのである。

ラストシーンは、映画史上あまりにも有名な三船敏郎と仲代達矢による一対一の決闘。衝撃の結末が、多くの映画ファンの語りぐさとなり、その後の数々の作品に影響を与えた。『椿三十郎』を再見して思ったこと。心の余裕は必要である。この映画で言えば「椿」のような存在。殺気立った中でも、「なんてきれいなんでしょう」と感嘆するゆとり。そうでなければ見えないものがある。

電車の広告から、名作映画の中の「椿」まで。ゆとりの中で出合うものが、人生を豊かにしてくれる。初春の陽光の中、心の中に一つの「椿」を持ちたいと願う。

身体の重み、生きることの重み

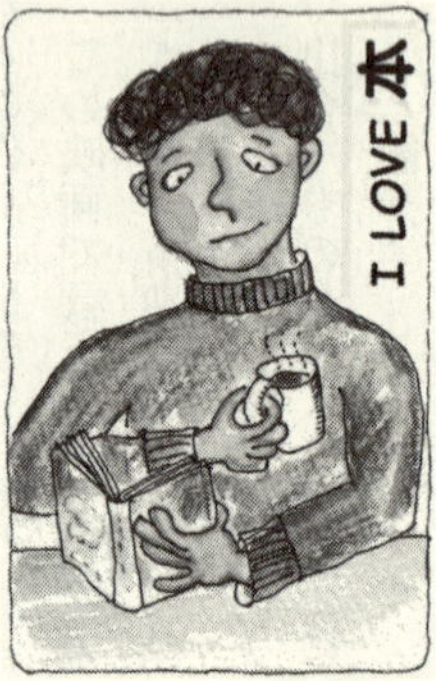

インターネットが私たちの生活に本格的に入ってきてから、せいぜい一〇年余り。この間、私たちの道具としてのネットの使い勝手は、飛躍的に改善された。
私自身、仕事や生活をする上でもはやネットを手放すことはできない。移動中もネットに接続する。論文やエッセイを書いて、その場で送信する。「今、新幹線で移動中です」とメールに添えることも珍しくない。
ネットの登場によって、知は万人に開かれたものになりつつある。卒業生だけに限ってみても今までに二四人のノーベル賞受賞者を輩出している米国ボストンの名門、マサチューセッツ工科大学では、一八〇〇以上の授業の内容をネット上で無料で公開している。教授が黒板を背にして学生たちに熱く語っている動画も見ることができる。

かつて「留学」の敷居は大変高かった。今でも、時間や費用を考えれば、そう簡単に実現できるものではない。しかし、わざわざ出かけていくだけの価値はある。何よりも、異国の文化に包まれ、人々と交流する「空気感」に代わるものなどない。

留学は人生を変えるきっかけになるが、誰でも実現できるわけではない。不完全とはいいながら、世界屈指の名門大学の授業が日本にいながらにして受講できるようになったのは、画期的なことではないか。科学や技術関係の授業はもちろんのこと、「リベラル・アーツ」を重視するアメリカの教育思想を反映して、文学、歴史、美術、言語学、政治学、経済学など、ありとあらゆる分野の講義が開かれている。私もいくつか覗いてみた。大変興味深い。読み、考え、味わっていると時間が経つのを忘れてしまった。

このように、インターネットはとにかく結構なことばかりのようだが、先日、列車に乗っていてふと眼にした車窓の光景に、すっかり考え込まされてしまった。

福岡空港に降り立ち、博多駅からJR九州の「ゆふいんの森号」に乗った。最近では珍しく、床や壁が木でできている。乗客のほとんどが温泉地として名高い由布院に向かう観光客であり、中国語や韓国語を話す人たちの姿も目立った。

落ち着いた雰囲気の空間の中でゆったりとした時間に身を浸していると、やれグローバリ

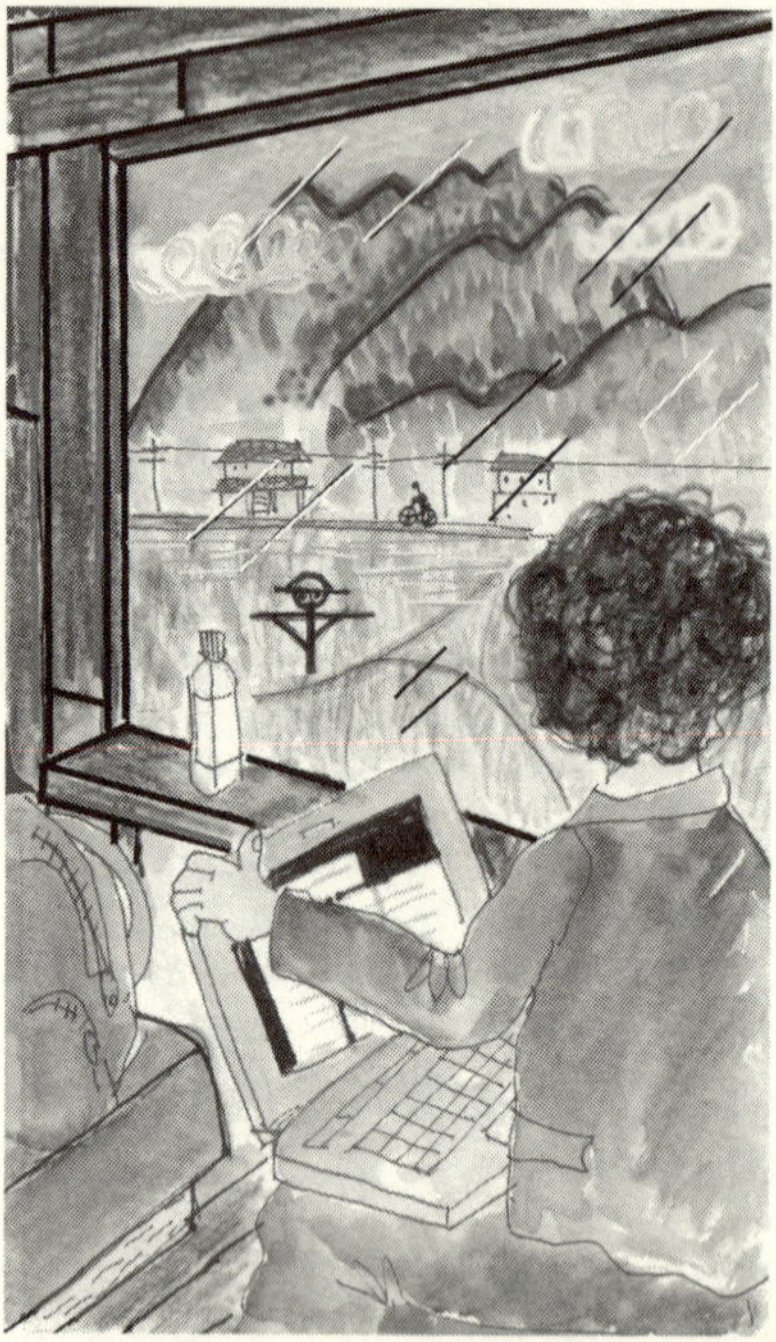

ズムだ、やれマウスイヤーなどと狂騒する都会の生活とは別の次元の中に入っていくようだった。

列車は、山間を走っていく。何世代にもわたって手入れされてきた里山の風景。水田が広がり、その中を細い道がおだやかなカーブを描いて通っていく。家々の庭が見える。

時折、そんな風景の中を歩いたり佇んだりしている人が見える。博多からはもう一時間は走っている。このあたりに住む人の生活は、一体どのようなものだろうと空想した。

この地に生を受けたら、いつも、あの山々を眺めているのだろう。ものごころがついた頃には、家から見える山の森の中に踏み入りたいと思うに違いない。小学校に入る。通学路に慣れていく。途中にある目印の雑貨屋さん。いつも挨拶するおばさん。そのような見知ったものたちが、次第に自分の生活のリズムをつくっていく。

やがて、子どもは成長して都会に出ていくのかもしれない。あるいは留まるのかもしれない。しばらくして、年老いた両親と暮らすために、戻ってくるのかもしれない。いずれにせよ、そのような一度だけの人生の体験の真ん中に、この美しい風景がしみ込んでいくのだろう。「偶然の旅行者」である私は、ただ想像してみるしかない。

ある土地に生を受け、日々を重ねていく。そんな人生の重みに思いを馳せていると、ネットの便利さに熱狂しているだけの現代がなんだか薄っぺらなもののように思えてきた。

ネットの上のデジタル情報は世界中どこにでも瞬時に飛んでいく。新しい道具の登場は、私たちの生活に確かに素晴らしい利便性をもたらした。

しかし、私たちの身体は、一度には一ヵ所にしかいられない。どっしりと、動かし難い。逃れようがない。それが、私たちの人生の真実である。ネットを使いこなし、その自由を謳歌するのもいいが、その一方で自分たちの身体というものの重みを忘れてしまうと、生きる上でのバランスを失ってしまう。

ベンチャーの成功者たちの物語に惹きつけられて、ネットの世界にはたくさんの才能ある

若者たちが参入しつつある。彼らが思う存分暴れて、数多くのイノベーションを起こしてく
れることは結構である。
しかし、その一方で、「生きることの重み」に寄り添うことにも、私たちは同じくらいの
情熱を注がなければならないのではないか。
山間部など、住民の多くが高齢者となり、共同体の維持が困難となっている「限界集落」
が増えているという。ネットの便利さに眼がくらんで、一つの土地に住み続けることの重み
と意義を忘れてしまっては、何のためのＩＴ革命かわからない。それでは、人は幸せになら
ない。
インターネットなんて、知らなくていいんだよ。そんなもので、人生の本質は変わりはし
ないよ。私は、車窓から見える家々のどれかに住んでいるかもしれないインターネットを知
らないおじいちゃん、おばあちゃんに心の中で呼びかけた。
ネットがどんなに便利でも、自分の人生そのものを引き渡してしまおうとは思わない。時
代が変わっても、自分が生きるということをしっかりと見つめ続けていたい。

精神発達を促す宇宙の「鏡」

二〇世紀に人類が目にしたイメージの中で、もっとも衝撃的で永続的なインパクトをもったものの一つは、宇宙から見た地球の姿ではないだろうか。

一九六一年、人類初の有人宇宙飛行に成功した旧ソ連邦のガガーリンは、「地球は青かった」という言葉を残した。偉業達成に対する「ご褒美」として、ガガーリンは飛行中に少佐に昇進した。そして、人類もまた、その精神の発達史における階段を一段上ったのである。

暗闇の中に光る青い天体、地球。大気に包まれ、水を抱く。私たちが知る限り、現在において生命が存在することが確認されている唯一の惑星である。

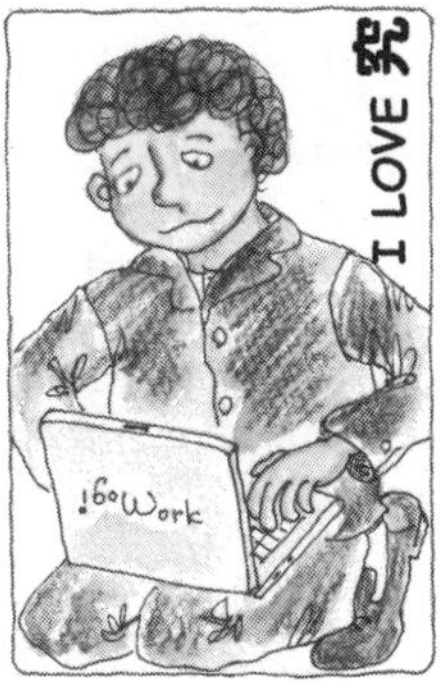

最近の研究によって、生命誕生の可能性のある「地球型」惑星が宇宙の中に次々と発見されつつある。地球外生命の可能性も、真剣に議論されるようになった。それでも、地球が極

めて貴重な存在であることには変わりがない。何よりも、私たちには地球以外に安らぐべき場所がない。そのような認識が、ガガーリンの飛行によって一気に高まった。

アポロ計画で月に到達した人類は、さらにドラマティックな地球の姿を目撃した。月の地平線から青く輝く地球が姿を現す「地球の出」の写真。その映像は、私たち人類が日々肩を寄せて暮らす地球という惑星が、紛れもなく宇宙空間に浮かぶ一つの天体に過ぎないという事実を客観的な形で示したのである。

最近では、宇宙航空研究開発機構（ＪＡＸＡ）が打ち上げた月周回衛星「かぐや」がＮＨＫと協力して世界で初めて月面でのハイビジョン撮影に成功した。迫力ある「地球の出」の動画を記録したことは記憶に新しい。

宇宙開発が今後どのように進行して行くのか、その経済的インパクトを含めて未知数の部分は大きい。しかし、人類全体の意識を変えるという意味においては、宇宙への進出がもたらした影響はすでに極めて大きいものになっていると言えるのではないか。

私たち人間の意識のあり方において、自分の姿を認識することは極めて大切である。自分の姿を客観的に見ることができなければ、他人とのコミュニケーションなど、生きる上で欠かせない様々な脳の働きがうまくまわらない。

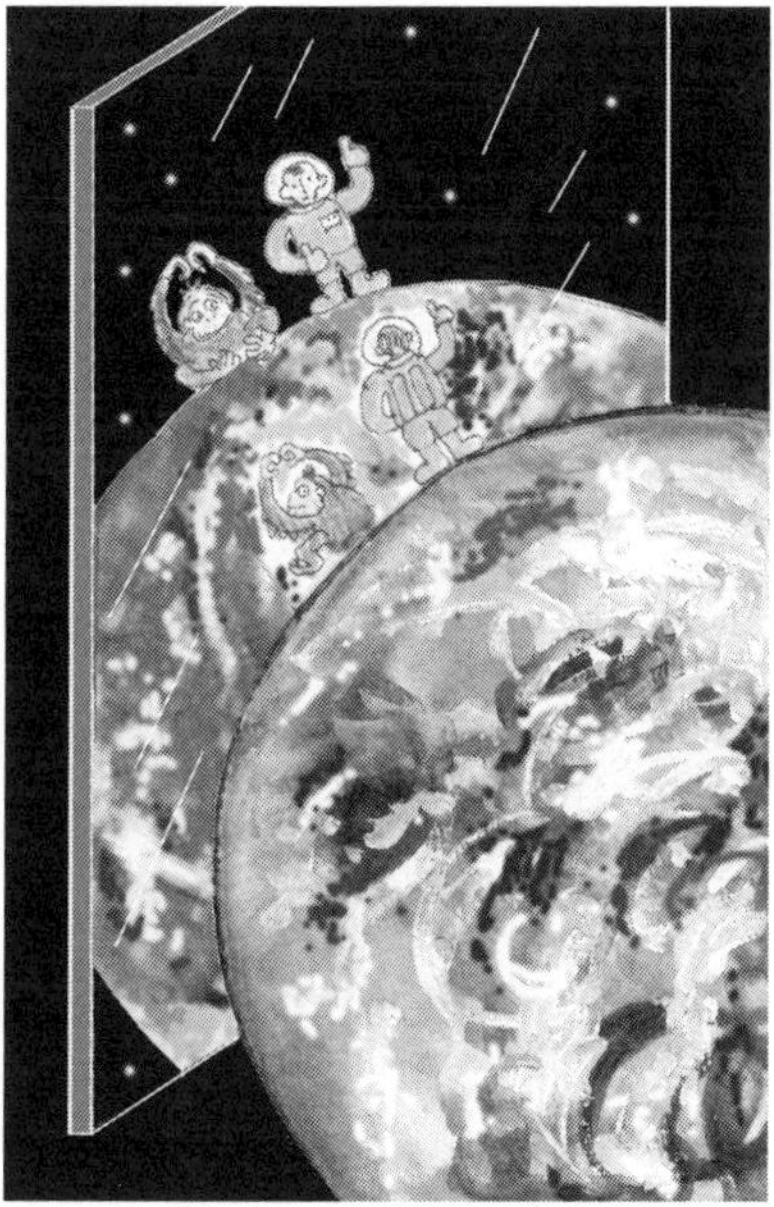

その意味で、「鏡」の発明は、人類の精神史上画期的なものであった。私たちは生物の進化の歴史上初めて、定期的に自分の姿を確認する習慣を持つに至ったのである。

鏡に向き合うには、脳の中に準備ができなくてはならない。鏡というものがなく、また身近に顔を映すような水面がない場所で暮らす人たちに鏡を見せると、最初はそのイメージが自分だということを認識できなかったという報告がある。誰か他人がそこにいると思って、不安や恐怖を感じることもある。しばらく経つとそれが自分の姿だと認識できるようになる。鏡の存在によって、脳の神経回路網がつなぎ変わったのである。

動物界広しといえども、鏡の中の姿を「自分」と認識できるようになるのは、人間、オランウータン、チンパンジー、それにイルカだけである。鏡を通して自己を認識することができるのは、かなり高度な脳の働きだと言える。

チンパンジーやオランウータン、イルカは鏡を常用するわけではない。人間以外の動物は、他人に自分がどのように見えているかを把握することなく行動している。メスに向かって尾羽を広げてアピールしているオスも、自分がどのような姿をしているかを知らない。私たち人間は、鏡の中に映った顔貌を通して「自分」のイメージを構築するが、動物たちにはそのような自己認識が欠けているのだ。

鏡は、言うまでもなく、私たちの社会的な心理状態にも大きな影響を与えている。女性がお化粧を安心してできるのも、鏡があるからである。鏡で確認することなくお化粧をするなど、とても考えられないだろう。ましてや、自分が他人にどのように見えているのかわからないままに、街に出ていくことなど、とても不安でできない。

もっとも、私たちは、他人に自分たちがどのように見えるかを完全に把握できているわけではない。自分の顔が時々刻々見せる表情の変化を一番知っているのは実は周囲の人たちであり、一番知らないのは自分自身である。

その証拠に、写真やビデオに映し出された自分の姿に驚かされることは多い。「こんなへンな顔をしていないよ」「もう少し格好良くとって欲しい」と本人があわてても、周囲の人間は案外冷静である。「君のそういう表情だったら、確かに見たことがあるよ」という反応が返ってくる。本人が知らない顔の表情でも、周囲の人間は普段からちゃんと見ているのである。

私たちが自己というものを確立する上で必要不可欠な「鏡」という存在。長らく、鏡は地上の姿を映し出すものであったが、人類の宇宙進出によって、地球全体をも映す「鏡」が手に入った。新しい「鏡」を手にすることで、さらなる精神の発達がうながされる。

「宇宙から見れば国境などない」という言説は言い古されたことだが、人類はまだ心からわかってはいない。インターネットが結ぶグローバル経済。自然環境の保護。天然資源の効率的利用。地球規模で発想しなければならないことが山積している時代。技術によって地球そのものまで映すようになった「鏡」を大いに活用しなければ、人類の将来は危うい。

前口上なんていらない

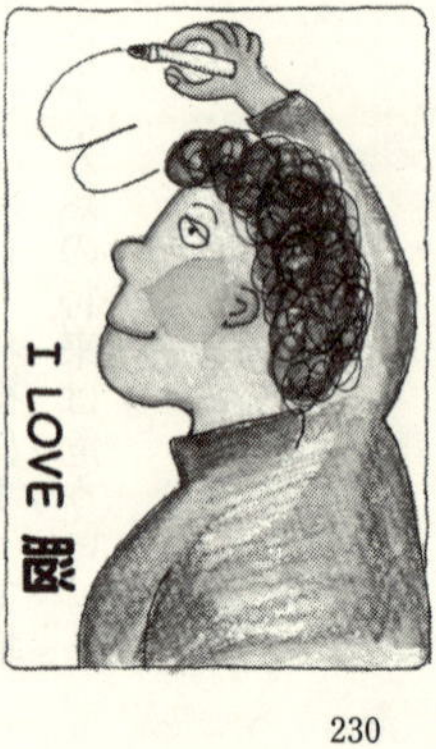

子どもの頃、プロレスが好きでよく見ていた。特に、アントニオ猪木のファンだった。テレビ中継を夢中になって見ていた。活気のあるテーマソングが流れてくると、胸が躍った。アントニオ猪木の試合を輝かせていたのは、数々の個性あふれる悪役レスラー（ヒール）たちである。中でもタイガー・ジェット・シンが好きになって、登場する試合は見逃さなかった。

タイガー（虎）という名前が表すごとく、そのプロレスは激しかった。頭にターバンを巻き、サーベルを持って登場する。ゴングが鳴る前に、いきなり相手にサーベルで凶器攻撃を仕掛ける。客席のパイプ椅子を取り上げて、殴りかかる。会場は興奮の坩堝《るつぼ》となる。

予告なしの場外乱闘になってしばらくするとゴングが鳴り、アナウンサーが「ただ今試合が始まりました」と言う。事も無げなひと言が、子ども心に面白くて仕方がなかった。乱闘中にゴングが鳴って試合が始まるということは、つまりはそれまでの「反則」だったはずの乱闘が「追認」されることを意味する。「じゃあ今までのは、あれでよかったんだ」と呆れながらも、即興のジャズのような間合いが子どもの私には快かった。

いきなりサーベルで殴りかかって試合が始まる。そのリズムに慣れてしまうと、「赤コーナー」「青コーナー」と紹介され、レフェリーが試合のルールを説明し、「それじゃあ、これからやりますか」と始める普通のやり方が、まどろっこしく思えてしまう。

今思えば、「タイガー・ジェット・シンの生命哲学」のようなものに惹かれていたのだと思う。ガタガタ言わないで、いきなり本題に入る。段取りを無視して、アクセルを思いきり踏み込む。昨今何だか元気がない日本人は、そんな流儀を少し見習ったらどうだろう。まずは前提条件をあれこれと並べ立て、それから「そろそろ本日のテーマに入りますか」というようなやり方は活力に乏しい。

プロレスに夢中になっていた自分の記憶をたどると、生き生きとした時代の活気がよみがえる。小学校の同級生の島村君はやはりプロレスが大好きだった。「ゴング」などの専門雑誌を読んでは、興奮した様子で最新情報を教えてくれた。

小学校五年生の時、一度だけ、その新日本プロレスの試合を見に行ったことがある。島村君に誘われて、自宅から電車で三〇分ほど行ったところにあった市民体育館まで出かけたのである。

体育館の前で、選手たちが到着するのを待っていた。アントニオ猪木をはじめとする日本人選手の登場で、わーっと歓声が上がった。島村君が、カメラのシャッターをしきりに押した。

島村君が、真剣な顔になったのはその後である。

「いいか、茂木。他の選手は演技かもしれないけれども、タイガー・ジェット・シンだけは本気だからな。あの人は、本当にあぶないから、来た時に目を合わせたらダメだぞ。目が合って、実際に襲撃されて怪我をしたファンもいるんだぞ!」

「タイガー・ジェット・シンだけは本気だからな」。島村君のひと言で、私はわくわくと興奮して、居ても立ってもいられなくなった。怖い。でも早くその姿を見たい。

ついに、タイガー・ジェット・シンその人が現れた時には、まるで神様が降臨したように思えた。テレビで見るままの姿である。トレードマークのサーベルを振りかざしながら、猛然と歩いて体育館に入って行く。

私と島村君は思わず後ずさりした。絶対に目を合わせないようにしようと思いながらも、どうしてもそちらの方を見ずにはいられなかった。タイガー・ジェット・シンの目は、狂気をはらんでいるかのように見えた。それでいて、どこか優しげにも映った。

タイガー・ジェット・シンという人は、実際にはとても頭のよい温厚な紳士なのだという。当時の新日本プロレスのレフェリーをつとめていた「ミスター高橋」の著書などを通してそのような実像を知ったのは、ずっと後のことである。

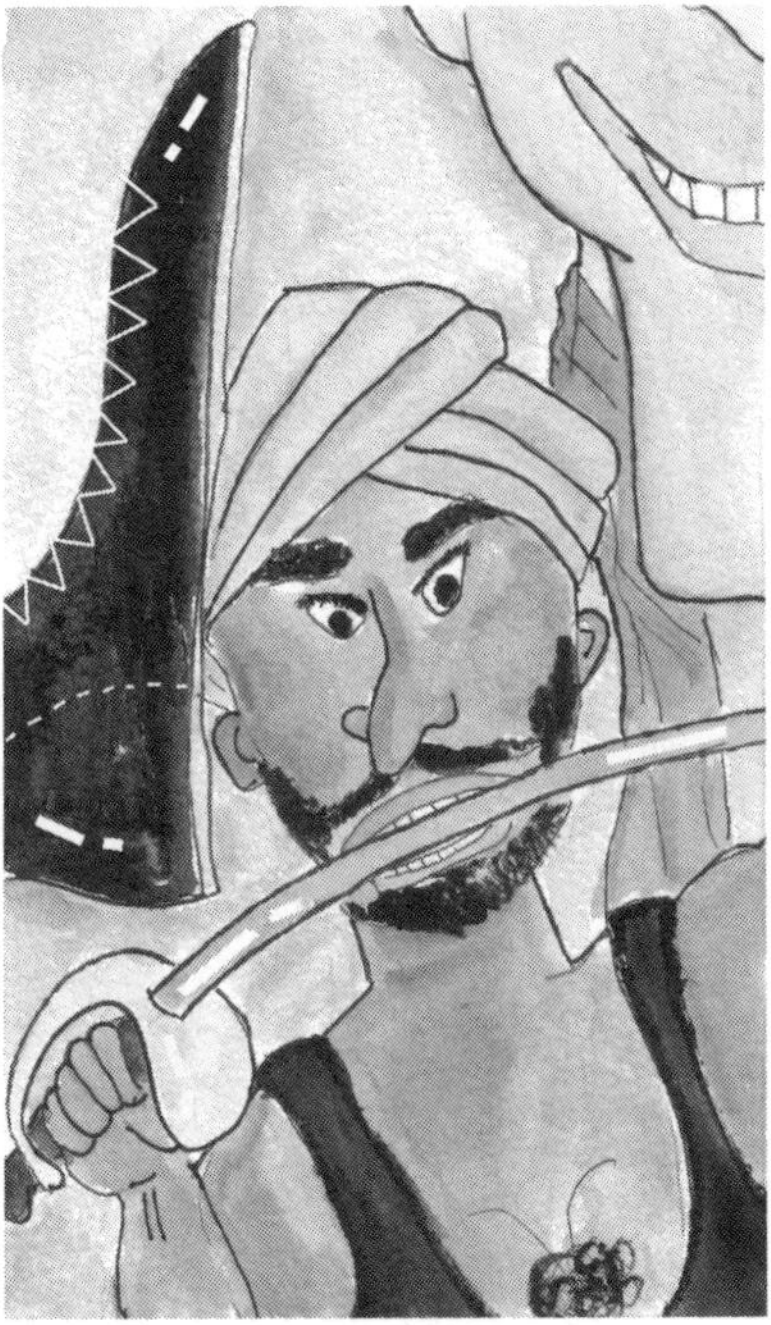

しかし、あの日の私は、島村君の言葉を信じ込んでいた。「あいつだけは本気だ」。緊張して身構えていた幼い私が懐かしい。

試合が始まると、案の定すぐに場外乱闘になった。タイガー・ジェット・シンがパイプ椅子を振り上げ、日本人選手に殴りかかる。

会場のスポットライトが選手たちを追い、観客たちが逃げまどう。

「お気を付けください。お気を付けください」

場内アナウンスが雰囲気を盛り上げ、島村君と僕は大いに興奮して走り回った。あの頃の自分をふり返ると、そこには容易には予想できない生の「偶有性」があふれていた。大人になった今もあのような感触を忘れてしまっては駄目なのだと思う。

中学生になっても、島村君との付き合いは続いた。ある時、島村君が真顔で「茂木さ、プロレスって八百長だと思う?」と聞いてきた。

「どうしてそんなことを聞くの?」と逆に問いかけると「いや、プロレスは演技だっていう人もいるからさあ」と島村君は言った。自らに問いかけるような表情だった。

大人になった私は、プロレスに、鍛えられた肉体による演技の要素があることを知っている。しかし、今でも、「タイガー・ジェット・シンの生命哲学」は輝きを失っていない。

あとがき

毎年三万人以上の参加者が集まる「北米神経科学会」。日本からもたくさんの脳科学者が参加する。その時期には、日本列島から彼の分野の研究者が、ほとんどいなくなってしまうと言っても大げさではない。

二〇〇八年の大会は、一一月中旬、バラク・オバマ氏がアフリカ系アメリカ人として初めてアメリカ合衆国大統領に当選した、その熱気が冷めない首都ワシントンで開かれた。私たちのグループも、八件の研究発表をした。「ポスター発表」では、番号がAから始まってZまでいき、それでも足りなくて再びAAからZZまで巡る。そんな巨大な会場の片隅で、この「あとがき」を書いている。

脳科学は日進月歩であり、研究分野も多岐にわたる。脳という、人類がかつて研究対象にしたもののうちで、もっとも複雑で巨大なシステム。心を生み出し、創造性を発揮し、たくみにコミュニケーションする。その驚くべき機能が生み出されるメカニズムを理解しようと、数多くの研究者がその解明に取り組んできた。

とはいえ、全体像を見渡すのはなかなか難しい。誰もが知っているノーベル賞級の大御所が、ポスターの前に立って一生懸命説明している光景を見かけるほど、北米神経科学会においてポスター発表は大切なもの。しかし、発表をすべて見て回ることなど、とてもできない。会場の端から端まで、ただ流して見ているだけでも、あっという間にセッション時間が終わってしまう。ましてや、一つひとつ丁寧に聞いて質問をしていたら、ごく一部分しか見ることができない。まさに、巨大化した現代の脳科学を象徴する光景である。

専門家でさえ、脳科学の分野において、現在行われている研究をすべて把握することなど難しい。木を見て森を見ず、ということにならないように、脳について得られた知見を、常に「人間」に引き戻していくことが大切だ。そのためには、生きるということ、そして人間の社会の様々について、いきいきとした考察を続けていく必要があるのだろう。

本書に収録されたエッセイは、週刊誌『読売ウイークリー』に連載されたものである。イラストは、茂木ユーカリが描いてくれた。連載中は、『読売ウイークリー』編集部の二居隆司さん、デスクの笠間亜紀子さん、編集長の重田育哉さんに大変お世話になった。

二居隆司さんには、『読売ウイークリー』に連載をしないかとお誘いいただき、その後、ずっと担当していただいた。連載開始時に編集長をされていた川人献一さんと三人で会って、あれこれと話をしたことが、昨日のことのように思い出される。読売新聞社入社以来、支局への勤務を経て、『週刊読売』が『読売ウイークリー』と名を変えてからも一貫して雑誌づくりに携わってきた二居さん。その紙面づくりの哲学と、温かいお人柄から、様々なことを学ばせていただいた。二居隆司さんに心から感謝したい。

単行本化に当たっては、中央公論新社の濵美穂さんにお世話になった。『脳はもっとあそんでくれる』というタイトルは、前著『それでも脳はたくらむ』に続いて、濵さんが考えてくださった。軽妙洒脱で、動きがあり、エッセイの内容を簡潔に表しているよい題だと思う。とても気に入っている。濵さん、いろいろどうもありがとう!

さて、そろそろ学会モードに戻って、ポスター会場を回ろうかと思う。脳という研究分野は眩惑されるほど巨大だが、私たち一人ひとりの人生も、同じくらい豊饒である。脳と人生をいかにすりあわせていくか。そこに響く軽やかな調べに、これからも耳を傾けていきたい。

二〇〇八年一一月一七日

北米神経科学会の開かれているワシントン・コンベンション・センターにて

茂木健一郎

初出

『読売ウイークリー』二〇〇七年六月一七日号から二〇〇八年三月二三日号、四月六日号から四月一三日号掲載「脳から始まる」を収録。「本章のあそびかた」は書き下ろし。

La Clef
Chuko Shinsho

中公新書ラクレ　300

脳《のう》はもっとあそんでくれる

2008年12月10日発行

茂木健一郎《もぎけんいちろう》 著

発行者　浅 海　保
発行所　中央公論新社
〒104-8320
東京都中央区京橋2-8-7
電話　販売 03-3563-1431
編集 03-3563-3669
URL http://www.chuko.co.jp/

本文印刷　三晃印刷
カバー印刷　大熊整美堂
製　本　小泉製本

定価はカバーに表示してあります。
落丁本・乱丁本はお手数ですが小社販売部宛にお送りください。送料小社負担にてお取り替えいたします。

Published by CHUOKORON-SHINSHA, INC.
Printed in Japan

ISBN978-4-12-150300-8　C1210

中公新書ラクレ刊行のことば

世界と日本は大きな地殻変動の中で21世紀を迎えました。時代や社会はどう移り変わるのか。人はどう思索し、行動するのか。答えが容易に見つからない問いは増えるばかりです。1962年、中公新書創刊にあたって、わたしたちは「事実のみの持つ無条件の説得力を発揮させること」を自らに課しました。今わたしたちは、中公新書の新しいシリーズ「中公新書ラクレ」において、この原点を再確認するとともに、時代が直面している課題に正面から答えます。「中公新書ラクレ」は小社が19世紀、20世紀という二つの世紀をまたいで培ってきた本づくりの伝統を基盤に、多様なジャーナリズムの手法と精神を触媒にして、より逞しい知を導く「鍵《ラ・クレ》」となるべく努力します。

2001年3月